POUR LA PMA

Un petit contre poids
au battage médiatique
des anti PMA.
Un bon débat en
perspective !!
Bien cordialement

Du même auteur

N'attendez pas trop longtemps pour faire un enfant, avec L. Beauvillard, Odile Jacob, 2010.

Tout ce qu'il faut savoir avant une grossesse, avec L. Beauvillard, Marabout, 2011.

Tout ce que les femmes ont toujours voulu savoir sur le sexe et enfin osé demander, avec S. Bramly, Fayard, 2012.

Faire un enfant au XXIᵉ siècle, Flammarion, 2013.

www.editions-jclattes.fr

Pr François Olivennes

POUR LA PMA

JC Lattès | Coup de sang

Maquette de couverture : Le Petit Atelier

ISBN : 978-2-7096-6257-4
© 2018, éditions Jean-Claude Lattès
1re édition : mai 2018

« Une personne ne viole aucun droit moral en faisant un choix procréatif, et les autres personnes n'ont pas à intervenir dans ce choix. »

John A. Robertson,
professeur de bioéthique
aux USA, 1994

INTRODUCTION

En trente ans, les possibilités de la procréation médicalement assistée (PMA) se sont développées au-delà de ce qu'ont pu imaginer les pionniers de ce domaine. Touchant à la science et à la médecine bien sûr, mais aussi à l'éthique, à la morale et au religieux, la PMA a, de fait, modifié les scénarios possibles pour créer une famille. Sont progressivement apparus des mères biologiques ou génétiques, des donneurs d'ovocytes ou de sperme. Face à ces progrès indéniables en matière de prise en charge de la stérilité se sont fait jour de potentielles dérives de leurs utilisations. Certains ont alerté sur les risques de ce que les Anglo-Saxons appellent la « *slipery slope* » du progrès scientifique. La « pente glissante », celle que représentent l'offre et la demande, les aspects mercantiles et les risques de transgressions éthiques.

Les pays du monde entier ont dû faire face à ces demandes, et beaucoup d'entre eux ont décidé de contrôler l'accès à ces techniques. Des régulations très différentes ont vu le jour selon les pays, en fonction de leurs traditions, de leurs usages et de leur histoire culturelle, éthique et religieuse. Les religions ont également été amenées à se positionner sur ces diverses techniques. Les pays avec des religions d'État ont pris des positions nationales conformes aux recommandations religieuses : c'est le cas par exemple des pays musulmans qui prohibent le don de gamètes, interdit par l'islam, ou de certains pays catholiques qui ont interdit entre autres le tri génétique des embryons. Dans de nombreux pays, les lois et régulations ont évolué avec le temps, avec les progrès, avec les demandes, et parfois au gré des changements politiques. L'exemple le plus parlant est l'Italie, qui a quasiment tout interdit, y compris la fécondation in vitro (FIV) classique, réglementée à l'absurde, quand Berlusconi, très lié à l'Église catholique, est arrivé au pouvoir. Son départ a donné lieu à un changement radical, puisque aujourd'hui l'Italie est devenue bien plus permissive, y compris en matière d'analyse génétique des embryons, toujours interdite en France.

La France, elle, s'est dotée d'une loi de bioéthique dès 1994. Parmi l'arsenal des contraintes réglementaires figurent les conditions d'accès aux techniques de procréation médicalement assistée, réservées aux couples composés d'un homme et d'une femme. Pendant que de nombreux pays voisins ont évolué et ont progressivement élargi le champ des possibles, le nôtre s'est petit à petit recroquevillé sur lui-même – incapable d'évoluer avec le temps, arc-bouté sur des principes vieillots, influencé par des lobbys chrétiens traditionalistes puissants, victime jusqu'à récemment d'une représentation parlementaire quasi exclusivement masculine (18 % de femmes en 2007) et dont la moyenne d'âge approchait la soixantaine. Cette exigence d'une procréation assistée strictement médicale a été fortement réaffirmée en 2011, lors de la révision des lois de bioéthique. « Le caractère pathologique de l'infertilité doit être médicalement diagnostiqué », proclame le Code de la santé publique. Une précision ajoutée à la demande du député UMP Jean Leonetti, l'un des rapporteurs des débats préparatoires, qui souhaitait édifier un solide rempart contre les demandes des homosexuelles. « Ces techniques doivent être employées non pour satisfaire une demande d'enfant érigée en véritable droit, mais pour pallier l'infertilité médicalement constatée d'un couple[1]. »

À mesure que nos voisins européens avançaient, la France stagnait. La recherche sur l'embryon a été autorisée en 2011, mais de manière si restrictive qu'en pratique elle ne se fait pas, et la faiblesse des financements de la recherche dans ce domaine controversé qu'est la reproduction a mis un coup d'arrêt à l'excellence des équipes françaises qui sont aujourd'hui à la traîne des pays européens. Nos taux de succès en fécondation in vitro sont parmi les plus bas d'Europe, pénalisant ainsi nos patientes. Les tarifs fixés par la Sécurité sociale pour les actes cliniques et biologiques sont deux à trois fois plus bas que certains de nos voisins européens, interdisant tout investissement dans des matériels pourtant essentiels au progrès de nos résultats. Nos recherches dans cette discipline font pâle figure dans les congrès internationaux, où nous nous rendons surtout pour apprendre

des équipes américaines, espagnoles, israé-
liennes, hollandaises et belges.

En ce qui concerne les demandes moins
classiques – femmes seules, femmes homosexuelles, préservation de la fertilité et gestation
pour autrui (GPA) –, la France a rejoint les
pays les plus rétrogrades d'Europe où presque
tout est interdit. De plus, si certaines techniques comme le don d'ovocytes sont permises,
leur réglementation les rend concrètement
impossibles à mettre en œuvre. Ces limites
induisent un tourisme procréatif qui se compte
en dizaines de milliers de couples chaque
année, lesquels vont chercher à l'étranger ce
que notre pays ne peut pas leur offrir.

Notre président actuel s'était engagé à
autoriser l'accès à la PMA des femmes seules
et homosexuelles. Récemment, le Comité
consultatif national d'éthique (CCNE)
a donné un avis favorable à cet élargissement des autorisations d'accès à la PMA,
mais négatif sur la congélation ovocytaire
de convenance qui permet à une femme de
conserver des chances de grossesse si sa fonction ovarienne est trop dégradée au moment
où elle désire un enfant. La publication des
conclusions du CCNE a provoqué des levées

de boucliers de l'Église catholique, de divers hommes et femmes politiques, de la Manif contre tous (je refuse de l'appeler « Manif pour tous » car elle n'est pour rien du tout), avec comme apogée la terrifiante affiche de ce mouvement, parue en octobre 2017, comparant des enfants ainsi créés à des légumes OGM. Notons que François Hollande, lorsqu'il était président, s'était lui aussi engagé sur ce point avant de faire marche arrière suite au tollé suscité par la légalisation du mariage homosexuel. Rappelons au passage qu'aux Pays-Bas, le mariage homosexuel a été autorisé en 2001 et qu'en Allemagne, en 2017, il a été adopté en trente-huit minutes de débat au Bundestag !

Je travaille dans le domaine de l'assistance médicale à la procréation depuis vingt-cinq ans. J'ai d'abord passé de longues années dans le secteur public, à l'hôpital Antoine-Béclère de Clamart comme assistant du Pr René Frydman – « père », avec le biologiste Jacques Testart, du premier « bébé-éprouvette » français –, puis à l'hôpital Cochin où j'ai dirigé ma propre unité d'assistance médicale à la procréation. J'ai ensuite rejoint le secteur privé, où je travaille depuis plus de dix ans. Au cours de ma carrière professionnelle, je me suis très vite hyperspécialisé dans le domaine de la prise en charge de la stérilité, qui constitue, depuis vingt ans, 90 % de mon activité de gynécologue obstétricien.

Je suis arrivé comme interne dans le service du Pr Frydman à Clamart en 1985, trois ans après la naissance d'Amandine, le premier enfant né par FIV en France. La France était le troisième pays au monde à avoir réussi la FIV après l'Angleterre et les États-Unis. À cette époque, les équipes médicales françaises étaient à la pointe des développements de ces techniques de PMA. Dans tous les congrès médicaux internationaux, elles présentaient leurs recherches et leurs avancées, dont le monde entier s'inspirait. La loi de bioéthique n'existait pas encore, il y avait alors très peu de limitations, et surtout une grande émulation liée aux bouleversements qu'apportaient ces avancées pour les femmes stériles.

Ces trente dernières années, des équipes médicales du monde entier ont fait évoluer ces techniques. Après la mise au point de la fécondation in vitro intraconjugale classique, les progrès ont été révolutionnaires. On a appris à congeler les embryons, à transférer les embryons d'une femme dans l'utérus d'une autre, rendant ainsi possible le don d'ovocytes pour que les femmes jeunes, à qui on a enlevé les ovaires en raison d'un cancer, puissent avoir un enfant. On a résolu de nombreux cas de stérilité masculine en injectant un spermatozoïde dans un ovocyte (ICSI). On a même pu prélever chirurgicalement un spermatozoïde dans le testicule d'hommes qui n'avaient aucun spermatozoïde dans leur éjaculation pour faire des embryons et obtenir des grossesses. On a développé les dons de sperme et d'ovocytes pour permettre à des hommes et femmes n'ayant aucune possibilité d'avoir des enfants de recourir à des donneurs anonymes. On a congelé des ovocytes et des morceaux d'ovaires pour préserver la fertilité des femmes exposées à des traitements stérilisants. On a pu faire des diagnostics génétiques sur les embryons (le diagnostic génétique préimplantatoire ou DPI) pour éviter à des couples porteurs d'anomalies génétiques graves de donner naissance à des enfants atteints de handicaps majeurs.

Avec tous ces progrès techniques, les indications médicales se sont étendues à des demandes moins médicales et plus sociétales. Le don d'ovocytes, conçu à la base pour des patientes jeunes sans ovaires, a permis à des femmes de plus en plus âgées d'avoir des enfants grâce aux ovocytes de femmes jeunes. La transplantation d'embryons d'une femme à une autre a permis de proposer la gestation pour autrui à des femmes n'ayant pas d'utérus. La congélation d'ovocytes, initialement proposée à des femmes traitées pour un cancer, a été utilisée pour préserver la capacité de reproduction de femmes qui souhaitaient repousser leur projet d'enfant à un âge où leurs chances pourraient être compromises.

Toutes ces avancées ont, dans l'immense majorité des cas, rendu service à des hommes et des femmes cherchant à avoir un enfant dans un cadre classique et souffrant d'une pathologie empêchant la conception. Mais comme dans tous les domaines, des dérives ont pu avoir lieu. Des médecins peu scrupuleux ont réalisé des actes qui ont défrayé la chronique. L'opprobre a été parfois jeté sur une spécialité, par la faute de rares pseudo-médecins s'affranchissant de toute considération éthique. Le record d'âge pour une naissance suite à un don d'ovocyte a été obtenu en Inde chez une femme de soixante-douze ans, après plusieurs femmes âgées d'une soixantaine d'années traitées à Rome avec force médiatisation. Une GPA a été réalisée aux États-Unis avec les gamètes d'un frère et d'une sœur français qui voulaient un héritier pour sauver le domaine familial. Une insémination a été réalisée en Angleterre chez une femme célibataire et vierge qui refusait tout contact avec des hommes. Voilà quelques exemples parmi d'autres où les limites du raisonnable ont été sciemment franchies. Mais combien de dérives au regard des millions de traitements qui se déroulent dans un cadre respectueux des grands principes éthiques ?

La réglementation de ces pratiques est une nécessité, et l'on ne peut que se féliciter du fait que la France se soit dotée très tôt, dès 1994, d'une loi régulant ces techniques. Le problème est le contenu de la loi, et surtout son manque d'adaptation aux évolutions des techniques comme de la société.

Parallèlement à l'immense majorité des demandes, qui sont classiques et proviennent de couples composés d'un homme et d'une femme ne parvenant pas à faire des enfants, d'autres demandes plus contestées ont vu le jour. Les femmes homosexuelles, qui avant se débrouillaient dans leur salon avec un donneur de sperme de circonstance et une petite cuillère ou une seringue, ont demandé à bénéficier de l'insémination avec donneur de sperme. C'est le cas aussi des femmes seules. Les hommes homosexuels ont fait appel à la GPA pour avoir des enfants, certains couples ont utilisé le DPI pour choisir le sexe de leur enfant, des agences commerciales ont proposé des catalogues permettant de choisir les caractéristiques des donneuses d'ovocytes et des donneurs de sperme.

Les pays se heurtent à la volonté d'hommes et de femmes d'avoir des enfants à tout prix au sens propre et au sens figuré. Du fait de l'absence de consensus mondial sur les règles éthiques et morales qui doivent réguler l'accès à ces méthodes, les patients vont chercher dans des pays voisins (ou non) des techniques interdites chez eux, mais permises à une heure de train ou d'avion.

Dans chaque pays s'affrontent les tenants d'un conservatisme immobile et ceux qui souhaitent que l'évolution des modèles familiaux et des modes de vie entraîne une évolution des droits en matière de reproduction. Force

est de constater que de plus en plus d'intervenants non concernés entendent réguler la
vie de femmes dont le seul crime est de vouloir un enfant. Arguant du fait qu'ils sauraient
mieux que les autres ce qui est bon ou mauvais pour les enfants et pour notre société,
ils demandent même parfois que les couples
ayant réalisé une technique dans un pays où
elle est permise et tout à fait légale puissent
être poursuivis dans notre pays où elle est
interdite. Or, comme le disait dans son livre
Children of Choice l'éminent professeur américain de bioéthique J.A. Robertson en 1994,
aux débuts déjà controversés de la PMA :
« Une personne ne viole aucun droit moral en
faisant un choix procréatif, et les autres personnes n'ont pas à intervenir dans ce choix. »

C'est la pléthore de mensonges, de carica-
tures ridicules, d'informations erronées, de
prises de position inacceptables qui m'ont
donné envie d'écrire ce livre. C'est l'exas-
pération devant ces leaders d'opinion, ces
politiques, ces philosophes déchaînés, ces
psychanalystes parfois dogmatiques qui
entendent réguler la vie des autres en bros-
sant un portrait caricatural des candidates aux
nouvelles formes de procréation qui m'ont

donné envie de rapporter les faits, rien que les faits. C'est l'inertie pathétique de notre pays, qui se targue d'exigences éthiques qui feraient de nous les seuls à avoir choisi le droit chemin, qui m'a donné envie de décrire une réalité. Notre gouvernement, en interdisant ce qui est permis dans de nombreux pays autour de la France – à commencer par l'ouverture de la PMA aux femmes homosexuelles et seules –, induit un tourisme procréatif hors du commun qui entraîne une sélection par l'argent, des pratiques mercantiles parfois discutables et des prises en charge médicales inadaptées. Car, comme le soulignait le titre du premier livre de René Frydman, le désir de naissance est irrésistible.

C'est la souffrance de ces femmes que je rencontre et que j'essaie d'aider qui m'amène à crier haut et fort à tous ces intolérants de la procréation moderne : ça suffit, foutez-leur la paix !

Une petite histoire
de la procréation
médicalement assistée

ou comment de tout temps
on a trouvé à redire au progrès
dans le domaine de la procréation

« On ne vous empêche pas de croire,
vous ne nous empêcherez pas de penser. »

Jean-Michel Ribes

Aujourd'hui, la levée de boucliers d'une partie de la classe politique, de certains groupes de pression, de certaines instances religieuses se porte sur l'accès à la procréation médicalement assistée des femmes homosexuelles et des femmes seules. Certains s'opposent aussi à la possibilité pour les femmes de congeler leurs ovocytes pour convenance personnelle. En effet, cette congélation est possible si la femme est exposée à un traitement stérilisant, mais ne l'est pas si elle souhaite stocker ses ovules par choix personnel.

L'opposition aux modifications de la loi de bioéthique et surtout à l'élargissement de l'accès aux techniques d'assistance médicale est le fait de plusieurs groupes de pression. Au premier rang de ces opposants, il y a les lobbys chrétiens. Le clergé catholique, la Manif contre tous, Sens commun (groupe de sympathisants du parti Les Républicains) et de nombreuses associations ne cachant pas leur attachement au catholicisme dans une forme traditionaliste – car tous les catholiques ne sont pas opposés à la PMA pour toutes. Il y a aussi des opposants pas forcément catholiques, mais défavorables à un bouleversement du mode de constitution des familles. Certains professionnels de santé (psychiatres, psychanalystes, pédiatres, gynécologues, etc.) sont eux-mêmes hostiles à la prise en charge de personnes n'appartenant pas à un couple composé d'un homme et d'une femme et mettent en cause le recours à un donneur de sperme anonyme, arguant que l'absence de père identifié est source de troubles pour l'enfant. D'autres opposants encore jugent que la médecine doit servir à soigner des maladies et que la PMA ne doit pas être utilisée pour contourner une impossibilité liée à la nature.

On peut aisément comprendre qu'en ce qui concerne les femmes seules ou homosexuelles désirant faire un enfant avec l'aide d'un donneur anonyme, ces oppositions tiennent au fait que dans la plupart des cas ce projet se fasse sans la participation d'un homme identifié. On peut admettre que le contournement des modes classiques de procréation et l'absence d'un père connu suscitent au minimum des interrogations quant au bien-être futur des enfants ainsi conçus. Mais c'est aussi le simple fait que la société s'affranchisse, par cette autorisation, des modèles ancestraux de constitution de la famille qui génère tant de réticences.

La réalité, c'est que les objections morales ont toujours existé dès lors que les chercheurs, les médecins ou les biologistes se sont intéressés au développement de l'embryon humain ou aux techniques de fécondation artificielle. Il s'agit là d'un rejet de l'idée que l'homme pourrait interférer avec « la nature ». Or l'histoire de la PMA montre que les pionniers de ces méthodes se sont heurtés de la même manière et de tout temps à leurs pairs, aux politiques, aux groupes religieux et aux groupes de pression.

Le 27 avril 1890, l'embryologiste anglais Walter Heape transféra des embryons de lapin angora dans l'utérus d'une lapine de race à poils ras. Il obtint des lapins angoras, preuve que les embryons transférés s'étaient bien implantés dans l'utérus hôte. Si cette expérience est probablement la première ayant eu pour thème la manipulation d'embryons à des fins reproductives, la question de la manipulation des embryons et de la prise en charge de la stérilité apparaît dans des textes très anciens. Dans l'Antiquité, Hippocrate, le père de la médecine, est l'auteur d'un traité sur les femmes stériles. Dans le jaïnisme, une religion proche du bouddhisme, une histoire raconte que Sakra, le commandeur de tous les dieux de la terre et du paradis, s'aperçut que l'embryon qui devait donner naissance à Mahariva était porté par Devananda, une femme de caste inférieure. Il exigea alors que cet embryon soit transplanté dans l'utérus d'une femme de caste adéquate : Trisala.

À ce stade, les expériences de Heape ne suscitèrent aucune réprobation, dans la mesure où elles n'étaient destinées qu'à servir les essais de reproduction animale. Il n'en fut pas de même lorsqu'en 1934, Gregory Pincus, un biologiste américain, fut l'un des premiers à prétendre avoir réussi la fécondation in vitro chez le lapin, et déclara que des perspectives pour l'espèce humaine se faisaient jour. À l'époque déjà, certains de ses collègues se montrèrent très critiques en lui reprochant de « jouer à Dieu ». En 1936, un article du *New York Times* pointait les risques des travaux de Pincus, qui pourtant n'avait même pas étudié les embryons humains. Le journaliste s'inquiétait que des embryons puissent être portés par des femmes sans lien de parenté avec l'enfant. Que des femmes en mauvaise santé puissent payer d'autres femmes pour porter des enfants à leur place. Il mettait aussi en garde sur le fait que, pour améliorer la race humaine, une femme sélectionnée pourrait engager douze femmes pour porter chaque mois un embryon et ainsi mettre au monde douze enfants par an aux caractéristiques choisies !

Pincus semblait aussi avoir obtenu des ovocytes fécondés sans spermatozoïde grâce à un courant électrique. Un autre journaliste s'insurgea contre cette négation du rôle du père ; il voyait se concrétiser dans le futur le pays mythique des Amazones... Mais la fécondation sans spermatozoïde est en fait impossible : l'expérience était erronée. Quoi qu'il en soit, cette campagne négative autour des recherches de Pincus coûta à celui-ci son poste à Harvard : il ne fut pas renouvelé, car des chercheurs s'inquiétaient pour la faculté de la publicité négative suscitée par ce champ de recherche, déjà controversé alors même que rien n'avait été tenté chez l'homme.

En 1937, dans le prestigieux journal médical *New England Journal of Medicine*, un éditorial anonyme pointait la possibilité d'une conception humaine dans un verre de montre, la fécondation in vitro. Ce n'est que bien plus tard que John Rock, un gynécologue améri-cain, admit avoir été l'un des auteurs de cet éditorial. C'est lui qui, avec une chercheuse du nom de Miriam Menkin – laquelle avait travaillé avec Pincus –, commença à Harvard des recherches sur la collecte d'ovocytes humains et la possibilité de les féconder in vitro. En 1944, ils annoncèrent avoir réussi la fécondation in vitro d'un ovocyte humain. Ils n'avaient à l'époque fait aucune tentative de transfert dans un utérus des embryons ainsi obtenus. Le principal journal de Boston, le

Boston Globe, fit paraître un éditorial favorable en première page, mais de nombreuses personnes, y compris au sein de la faculté de Harvard, critiquèrent les travaux de Rock, mettant en avant les risques de dérives. Le *Time* prit position dans ce débat, arguant qu'il s'agissait d'un combat « de l'homme contre la nature » et jugeant que ces expériences étaient « un affront scientifique à la féminité ». Ces critiques aboutirent finalement à la fin des études sur l'embryon humain, interdites par la faculté de Harvard. Rock avait aussi subi de forte pression de l'Église catholique pour mettre un terme à ses recherches. Le pape Pie XII avait alors publiquement déclaré que l'Église catholique s'opposait à toute fécondation extérieure au corps humain. Paradoxe : Pincus et Rock, tous deux empêchés de poursuivre leur étude sur la fécondation in vitro, se sont ensuite associés pour devenir les « inventeurs » de la contraception orale.

Les expériences présentées plus haut, suite auxquelles certains chercheurs affirmèrent avoir réussi la fécondation in vitro, furent toutes contestées, et ce n'est qu'au milieu des années 1950 que des recherches ont permis la réussite indiscutable de la fécondation in vitro chez le lapin. Notons que, même s'il ne l'a pas rapporté assez tôt dans des revues internationales, c'est le Français Charles Thibault qui, en 1954, aurait le premier obtenu des résultats incontestables en matière de fécondation in vitro chez la lapine, au sein de l'Institut national de recherche en agronomie de Jouy-en-Josas.

C'est aussi dans les années 1950 que la prise en charge de la stérilité par des techniques d'assistance médicale vit le jour. Sans plus de consensus et d'approbation. La proposition d'insémination avec donneur de sperme anonyme en cas de stérilité masculine définitive, par exemple, fut jugée en Angleterre moralement et éthiquement « répugnante » par un comité d'expert de la prestigieuse Société d'étude en eugénisme qui proposa que cette technique soit considérée comme un crime.

En parallèle, certains biologistes ont tenté d'obtenir des embryons humains à partir d'ovocytes et de spermatozoïdes. Aux États-Unis, Landrum Shettles a fait partie de ces biologistes pionniers des recherches sur la fécondation in vitro dans l'espèce humaine. En 1973, il a décidé dans son laboratoire de

l'université de Columbia à New York de transférer un de ces embryons créés in vitro dans
l'utérus d'une patiente. La patiente avait une
stérilité par obturation des trompes. Ses ovules
furent prélevés chirurgicalement et transportés
dans le laboratoire du Dr Shettles où le mari
avait donné son sperme. Les ovocytes et le
sperme furent mis en contact dans un tube
à essai. Dans l'excitation de ce qui aurait pu
être une première mondiale, le Dr Shettles fit
cependant une erreur : il parla de son projet
à une technicienne, laquelle s'empressa de
prévenir le chef de service du laboratoire, qui
donna l'ordre qu'on lui apporte immédiatement l'éprouvette contenant les ovules et le
sperme. Il jeta à la poubelle les prélèvements,
convoqua le Dr Shettles pour lui faire part de
sa désapprobation totale et décida de le mettre
à pied. Un procès retentissant s'ensuivit entre
le couple de patients et le directeur du laboratoire. L'hôpital et le chef de service furent
condamnés pour « conduite atroce et intolé-
rable dans une communauté humaine civilisée ». Mais le Dr Shettles perdit son poste :
il fut renvoyé de son service de recherche et ne
retrouva un poste que dans un petit hôpital
à distance de New York, qui très rapidement

s'opposa également à ses recherches sur l'embryon humain.

À la même époque, en Angleterre, le biologiste Robert Edwards travaillait lui aussi sur la fécondation in vitro dans l'espèce humaine, en association avec le gynécologue Patrick Steptoe. Ils mirent au point entre 1960 et 1970 la collecte des ovocytes par une méthode chirurgicale non invasive : la cœlioscopie. Ils parvinrent à obtenir des embryons humains par fécondation in vitro. Ces recherches, bien que novatrices et très encourageantes, suscitèrent toutefois une certaine désapprobation, et sa demande de financement public se heurta à plusieurs reprises au refus du principal organisme public anglais de financement.

En 1974, une conférence fut organisée à Paris, à la Sorbonne, sobrement intitulée : « Le futur de l'homme ». Elle réunit plus de deux cents scientifiques de trente-huit pays. Parmi eux, Robert Edwards essaya de défendre ses recherches qui ne faisaient pas l'unanimité car de nombreux chercheurs mettaient en avant les risques d'anomalie des enfants et les « actions contre-nature » du savant – qui heureusement était très obstiné.

Ignorant toutes ces oppositions, et grâce à des fonds privés et à leur persévérance, Edwards et Steptoe en 1978 firent naître Louise Brown, le premier enfant conçu par fécondation in vitro. La prouesse médicale fut largement saluée mais, là encore, la FIV fut critiquée avec virulence. Les mouvements religieux et même le pape en personne condamnèrent la méthode. Des scientifiques éminents prirent position contre la fécondation in vitro, à l'instar de James Watson, prix Nobel de médecine pour sa découverte de l'ADN, qui dressa lors d'une réunion d'experts la liste des pires scénarios pouvant naître de cette technique selon lui hautement condamnable. Il déclara dans un article du *Sarasota Herald Tribune* : « La FIV ouvre la porte de tous les enfers. » Après l'insémination et la fécondation in vitro, les critiques évoquaient le risque de se rapprocher du modèle décrit dans le roman *Le Meilleur des mondes* d'Aldous Huxley – probablement inspiré par les travaux de Pincus, qu'il connaissait. Leon Kass, qui présidait le Conseil national de bioéthique aux États-Unis, déclara qu'il ne fallait pas faire de FIV car les enfants ainsi conçus avaient de grande chance d'être anormaux.

Louise Brown a récemment révélé que ses parents avaient reçu des centaines de lettres d'insultes et même de menaces de mort. Sans parler des paquets contenant des morceaux de verre couverts de sang, accompagnés de conseils pour se débarrasser des « bébés-éprouvettes ». Dès le lendemain de son accouchement, sa mère avait dû être changée de chambre à la maternité du fait d'une alerte à la bombe !

L'Église catholique considère que, pratiquées au sein d'un couple, insémination et fécondation artificielle « restent moralement préjudiciables. Elles dissocient l'acte sexuel de l'acte procréateur. L'acte fondateur de l'existence de l'enfant [...] instaure une domination de la technique sur l'origine et la destinée de la personne humaine. [...] Seul le respect du lien qui existe entre les significations de l'acte conjugal et le respect de l'unité de l'être humain permet une procréation conforme à la dignité de la personne[2] ». En 2008, le Vatican publie *Dignitas Personæ*, nouvelles instructions romaines pour la doctrine de la foi sur certaines questions de bioéthique. L'Église maintient son refus de la FIV classique intra-conjugale, y compris si le couple est marié, et de la quasi-totalité des techniques d'aide à la procréation. Il faut lire l'intégralité de ce document, aisément accessible sur Internet, pour prendre conscience du caractère archaïque et intolérant de ces prises de position. L'Église s'oppose quasiment à tout et entre autres au diagnostic génétique préimplantatoire (DPI) qui permet à des couples porteurs d'une maladie grave d'éviter de mettre au monde des enfants atteints par exemple de mucoviscidose ou de certaines myopathies, pour ne prendre que des maladies connues. En 2010, trente-deux ans après la naissance de Louise Brown, et malgré la naissance de plus de cinq millions d'enfants en bonne santé, l'Église catholique polonaise a déclaré que la FIV était « la petite sœur de l'eugénisme » !

Mais les critiques, les condamnations, les anathèmes ont également été jetés suite aux premières naissances après congélation embryonnaire, après don d'ovocytes et après la mise au point de l'injection de spermatozoïdes dans l'ovocyte (ICSI), qui a constitué une véritable révolution de la prise en charge de la stérilité masculine. Le 26 mars 1994, Jean-Yves Nau, éminent journaliste médical, titrait en première page du *Monde* : « Le viol

de l'ovule », en rapportant avec circonspec-
tion les avancées qu'entraînait la pratique
de l'ICSI. Il faisait écho aux craintes de certains experts de la fertilité quant aux risques
d'anomalies des enfants créés par l'ICSI, qui
court-circuitait les processus de fécondation
naturelle. Plusieurs millions d'enfants ICSI
plus tard, ces craintes ne se sont pas révélées
fondées.

Toutes ces oppositions expliquent que
Robert Edwards n'ait reçu le prix Nobel de
médecine qu'en 2010, soit trente-deux ans
après la naissance de Louise Brown. De nombreuses pressions ont chaque année bloqué
cette attribution. Ce n'est que très diminué
physiquement et mentalement qu'Edwards
apprit que ses efforts avaient été enfin récom-
pensés. Il mourut en 2013. Patrick Steptoe,
plus âgé que lui, était mort en 1988.

Les risques de dérives existent, bien sûr,
et les pratiques doivent être contrôlées. Mais
ces risques ne peuvent pas dicter l'orientation
scientifique. Les oppositions ont de plus des
effets paradoxaux. En France par exemple,
la recherche sur l'embryon est aujourd'hui
quasiment bannie, alors qu'elle permettrait de
comprendre certaines causes embryonnaires

d'échecs de la FIV. L'interdiction de la recherche aboutit fatalement à des techniques moins efficaces, avec plus d'embryons créés, et pour certains d'entre eux détruits.

On voit donc que les développements des techniques d'assistance médicale à la procréation ont toujours généré des mouvements de protestation. Et ce, même si les couples concernés étaient constitués d'un homme et d'une femme. Il en est de même de l'extension de ses indications. On crie au scandale, au mépris de l'évolution de notre société – en ignorant que les modèles familiaux ont changé, en refusant les études qui montrent, comme nous le verrons plus loin, que la santé des enfants n'est pas compromise par des structures familiales éloignées du classique couple homme-femme. Ouvrir la porte à de nouvelles indications de PMA ne veut pas dire renoncer à les encadrer. Une loi, oui ! Mais pour empêcher les vraies dérives.

Aujourd'hui encore, certains vont jusqu'à s'opposer au fait même que des couples stériles se tournent vers la PMA. Ces opposants estiment qu'il ne faut pas aller « contre la nature ». En 2003, à l'époque où il était ministre de la Santé, le Pr Jean-François

Mattéi avait parlé d'« acharnement pro-créatif », amalgamant symboliquement dans cette comparaison le sort des femmes stériles à celui des patients en mort clinique, qui ne survivent que par le soutien de la machinerie médicale. Que d'élégance ! Il jugeait qu'un certain nombre de couples recherchaient des enfants de manière « frénétique ». Le 22 janvier 2003, dans une interview au *Monde*, il dénonçait la dérive de l'assistance médicale à la procréation : « Il faut retrouver la raison et le bon sens », estimait-il, déplorant que ces techniques soient mises en place alors qu'« on est loin d'en maîtriser les conséquences pour l'enfant à naître » : « Personne ne pense à être l'avocat de l'enfant. » Le ministre jugeait encore que « les petits vont payer pour une bonne part les exigences de leurs parents et la complicité des médecins ». Il rappelait également qu'il y a de nombreux enfants à adopter, ne comprenant pas, ou feignant de ne pas comprendre, que le projet de se battre pour essayer d'avoir un enfant issu de ses propres ovules et spermatozoïdes n'est pas le même que celui qui consiste à adopter l'enfant d'un autre.

De quel droit critiquer un couple qui se tourne vers la médecine pour combattre une pathologie médicale : la stérilité ? Le désir d'enfant n'est pas un caprice. Le Pr Mattéi ne s'est jamais caché de ses influences catholiques, qui expliquent sûrement son rapport un peu difficile aux techniques de PMA. Quinze ans plus tard, il n'a pas beaucoup changé, et dans la droite ligne de ses convictions il n'est pas non plus d'accord avec les couples qui font le choix d'interrompre une grossesse si l'enfant est atteint de trisomie 21. Dans le même registre, je me suis retrouvé il y a peu dans un débat avec Ludivine de La Rochère, présidente de la Manif contre tous, qui a fini par me dire que j'appartenais sûrement « à cette catégorie de médecins qui encourage l'interruption de grossesse des enfants trisomiques ». J'appartiens en fait au groupe des médecins qui pensent qu'il revient aux parents de décider s'ils souhaitent ou non accueillir un enfant atteint de trisomie 21. Et nous sommes nombreux à penser cela. Probablement plus nombreux que ceux qui pensent le contraire ! J'admire les familles qui font le choix de conserver ces grossesses, et je peux comprendre les joies que peuvent apporter ces enfants à leurs parents. Mais que l'on ne vienne pas me dire que ce sont des enfants comme les autres, que leur vie est toute rose, que leurs parents n'ont pas à se poser de questions et qu'ils doivent se soumettre à une sorte de sort divin. Je demande simplement que des individus ne choisissent pas pour les autres sur des sujets aussi sensibles. J'entends recevoir des gens dont je respecte les croyances et les choix de vie le même respect à l'égard de mes points de vue, divergents des leurs. Nous ne partageons pas les mêmes valeurs ; nous pouvons cependant vivre ensemble dans un respect et une tolérance réciproques.

L'évolution médicale, tout comme les grands bouleversements de nos sociétés, a toujours suscité des protestations. Elles ont été importantes après la première greffe du cœur, les premières transplantations d'organes issus d'animaux et la construction du chemin de fer... Il a fallu sept ans, après la promulgation en 1967 de la loi Neuwirth, qui légalisa la contraception, pour que l'Assemblée nationale accepte la vente de la pilule. Un an de débats houleux pour faire adopter cette loi, pendant lequel Lucien Neuwirth, son instigateur, fut traité de tous les noms dont celui d'Immaculée Contraception. Les décrets d'application furent bloqués sous la pression de l'Église catholique et ce n'est qu'en 1974 que la pilule fut réellement en vente libre et remboursée.

L'ouverture de la PMA aux couples de femmes et aux femmes seules, de même que la possibilité de congeler ses ovocytes, suivront le même chemin que toutes les avancées de la PMA. Il n'y aura aucun problème dans l'immense majorité des cas, et quelques cas litigieux, bien que minoritaires, régaleront médias et opposants. Mais ces nouvelles possibilités répondront à un besoin clairement exprimé par un grand nombre de femmes, et qu'il n'y a pas de raison valable de contrarier.

Les donneurs de leçons

ou comment les individus avec enfants entendent définir les droits et les devoirs de ceux qui n'en ont pas

> « Je suis toujours prêt à apprendre, bien que je n'aime pas toujours qu'on me donne des leçons. »
>
> Winston Churchill

On a coutume de dire qu'en France tout le monde a deux métiers : le sien, et celui de sélectionneur de l'équipe nationale de football. C'est faux, une troisième profession semble partagée par une partie de la population : celle des éducateurs spécialistes en parentalité.

En trente ans d'exercice en matière de procréation, il ne se passe pas une semaine sans que l'on me fasse des remarques sur mon métier. Ces remarques viennent de collègues, bien sûr, ainsi que d'infirmières et du reste du personnel médical, mais également d'avocats, de boulangers, de journalistes, de chauffeurs de taxi, de voisins de voyages en avion, etc. Partout, le débat sur l'accès à la parentalité fait rage et, puisqu'il relève d'un domaine de l'intimité qui concerne tout le monde, chacun se sent autorisé à y aller de son opinion. Chacun sait bien sûr ce qu'il faut faire ou ne pas faire. Ce qui est bien ou mal pour les individus, pour notre pays, notre civilisation, notre futur. La plupart de ces théoriciens n'ont jamais rencontré de couple stérile ou de femme en manque d'enfant. Ils n'ont pas plus rencontré de famille ayant eu recours à ces techniques. Mais ils savent. Ils jugent. Ils condamnent. Ils aimeraient interdire certaines pratiques et même punir les individus se rendant à l'étranger pour contourner la loi. Or j'ai eu maintes fois l'occasion de constater que, le plus souvent, ce sont les gens qui ont des enfants qui s'estiment en droit de juger le désir d'enfant des autres.

Ces avis, émis abruptement, vont de façon générale dans le même sens. Celui de l'incompréhension, voire de la réprobation : « Vous allez contre-nature », « Il y a tellement d'enfants à adopter », « On peut quand même vivre sans enfant, non ? », « La stérilité n'est pas une maladie : rembourser sa prise en charge est scandaleux ». Autant de phrases que j'ai pu entendre dans des centaines de bouches, toutes différentes mais bêlant à l'unisson un même discours pré-formaté. Et ce, alors même qu'il est seulement question du traitement des couples stériles composés d'un homme et d'une femme. Alors quand il s'agit d'évoquer la prise en charge des nouvelles formes de familles, les esprits s'échauffent.

Au-delà de la vox populi, mon métier est l'objet d'un débat public dont la fureur n'a rien à envier aux conversations de bistrot. Les journaux et les émissions de télévision s'en donnent à cœur joie. Après les prix de l'immobilier, les régimes alimentaires et le palmarès des hôpitaux, la GPA devient un marronnier journalistique alors que cette pratique, qui est interdite en France, doit concerner dans notre pays deux cents ou trois cents enfants par an, dont les parents – des femmes qui n'ont pas d'utérus ou dont l'utérus est incapable d'accueillir une grossesse, ou encore des hommes en couple homosexuel – se sont rendus à l'étranger pour en bénéficier. Différentes sommités se sont exprimées en marquant leur opposition à ces pratiques médicales.

Nous l'avons vu, certains considèrent que les couples hétérosexuels stériles ayant recours à la PMA s'acharnent à faire des enfants au lieu de faire contre mauvaise fortune bon cœur ou de se tourner vers l'adoption. Plus récemment, en décembre 2017, le président pressenti des Jeunes Républicains, Aurane Reihanian, a déclaré à un journaliste de *Libération* qui faisait son portrait que « les enfants nés de la PMA ne devraient même pas exister », avant de se rétracter et de nier avoir tenu ces propos au regard du tollé suscité. Bien entendu, les plus hautes autorités religieuses, comme bien souvent en matière de progrès, ont aussi été à la pointe de la mise à l'Index de certaines pratiques. Curés, rabbins et imams unis pour condamner telle ou telle pratique dans une grande union œcuménique. Voilà qui n'est pas pour surprendre, mais qui n'a pas aidé à la normalisation de certaines prises en charge.

Dans le concert des opposants à la PMA, *Charlie Hebdo* lui-même a créé la surprise en publiant en septembre 2017 un éditorial anti-PMA signé de son rédacteur en chef,

Gérard Briard. En couverture, un dessin de Riss mettant en garde contre les horreurs de la PMA/GPA, avec une caricature de Brigitte Macron enceinte. L'argument massue de *Charlie Hebdo*, mille fois répété, est qu'il n'y a pas de *droit à l'enfant*. L'éditorialiste nous explique que la procréation est une « fonction biologique » et non un droit. Qui aurait pu penser que *Charlie Hebdo* abonderait dans le sens des mouvements catholiques et de la Manif contre tous, qui nous explique que l'assistance médicale à la procréation n'est pas là pour répondre à des demandes sociétales ? Un comble.

Or, il faut le dire, les principaux arguments avancés par les détracteurs de la PMA et de son ouverture aux femmes seules et aux femmes homosexuelles ne sont que des arguments théoriques.

Il y a d'abord l'idée que la médecine est là pour soigner des maladies, et non pour répondre aux demandes sociétales. Alors dans ce cas, arrêtons tout de suite la chirurgie plastique, car on peut vivre avec de petits seins, les oreilles décollées ou des rides sur le visage. La chirurgie de la myopie, car il existe de très bonnes lunettes. La chirurgie de l'obésité, car les régimes ne sont pas faits pour les chiens.

Ajoutons du reste que les raisons de prendre en charge ces femmes ne sont pas tout à fait non médicales. Les pratiques d'auto-insémination ou de « rapport purement pro-créatif » ne sont pas dénuées de risques, le principal d'entre eux étant la transmission de pathologies infectieuses. Il faut que les donneurs de sperme de circonstance soient testés pour éviter la transmission de maladies sexuellement transmissibles, au premier rang desquelles le Sida. Que le sperme soit fécond et donc évalué. Mon expérience avec les femmes que j'ai reçues après échecs de ces inséminations « sauvages » montre que ce n'est pas toujours le cas. Par ailleurs, la femme aussi doit bénéficier de quelques examens préalables pour s'assurer que la grossesse est possible et qu'elle n'est pas dangereuse en cas de pathologie préexistante. Or ce n'est pas fait. Il en va de même avec les prises en charge à l'étranger, qui sont parfois très approximatives, voire inadaptées. Ces femmes choisissent par Internet des centres étrangers sans aucune garantie de sérieux : les accompagner en légalisant la PMA n'est pas dénué de raisons médicales.

Un autre argument des opposants est lié aux inquiétudes concernant la santé future des enfants ainsi créés – inquiétudes fondées le plus souvent sur les théories psychanalytiques ou sur l'idée que, par définition, s'écarter du modèle classique de la famille expose de manière systématique à des catastrophes pour les enfants à naître. Comme nous le verrons plus en détail, et contrairement à ces affirmations, de nombreuses études scientifiques montrent que les enfants élevés au sein de couples d'homosexuelles se portent aussi bien que ceux des couples hétérosexuels. Concernant les femmes seules, les études sont encore rares et moins fiables, mais ne révèlent en tout cas aucun élément médical ou psychologique alarmant.

Parmi les arguments des opposants, il y a aussi le problème, souvent mis en avant, du remboursement de ces actes par la Sécurité sociale. Le principe peut être discuté, en effet : on peut se demander s'il est légitime de rembourser des actes qui ne sont pas exclusivement médicaux. Pourquoi pas. Est-ce une raison suffisante pour écarter d'office l'idée de la PMA pour toutes ? Il faut noter tout de même que, en cas d'ouverture de la PMA aux femmes seules et homosexuelles, les demandes porteraient majoritairement sur l'insémination artificielle avec donneur de sperme, qui est la technique la moins onéreuse (1 000 à 1 500 euros environ par cycle d'insémination, contre près de 3 500 euros pour la FIV). En effet ces patientes ne sont pas à proprement parler stériles et, dans la grande majorité des cas, obtenir la grossesse sera plus aisé. Ces nouvelles demandes, contrairement à ce qu'on entend parfois, ne feraient pas exploser les dépenses de santé publique.

Quant à l'argument selon lequel l'ouverture de la PMA à toutes engendrerait un risque de marchandisation de la procréation, il me paraît irrecevable. Il est vrai que, dans les pays où l'accès aux inséminations légalisées est légal, les prix peuvent être prohibitifs, à tel point que certaines femmes préfèrent ne pas recourir à un médecin : cette demande a généré par exemple en Angleterre et aux États-Unis des sites Internet (Pride Angel, Family by Design) permettant aux femmes, moyennant finances, d'être mises en contact avec des hommes désireux d'être donneurs de sperme. Ce type de sites donne de l'eau au moulin des opposants de la PMA, qui dénoncent le risque

de marchandisation. Mais la marchandisation est déjà une réalité, que nous n'essayons
même pas de limiter : l'interdiction amène les
femmes françaises à se débrouiller par elles-
mêmes, au prix d'une sélection par l'argent
et en courant le risque de s'exposer à des offi-
cines non seulement onéreuses, mais en plus
pas toujours sérieuses.

Ces divers arguments ne tiennent pas face
à l'étude de cas concrets. Les paroles sûres
d'elles-mêmes, les opinions à l'emporte-pièce,
les certitudes que l'on assène sans même envisager la possibilité qu'une case de la réalité
échappe au système par lequel on l'appré-
hende, tous ces avis ne seraient pas exprimés
avec la même force par les donneurs de leçons
hostiles à la PMA, s'ils avaient rencontré
Isabelle.

Isabelle a quarante et un ans. Elle est
employée de banque. Elle se présente à moi
pour connaître ses possibilités pour faire un
enfant. Elle est célibataire depuis un an, après
une rupture avec l'homme qui partageait sa
vie depuis six ans. La cause de la rupture est
justement le désir d'enfant. Son compagnon
de quarante-quatre ans repoussait depuis
trois ans l'idée de faire un bébé. Malgré les

mises en garde d'Isabelle sur son « horloge biologique », il ne « se sentait pas prêt ». Les études montrent que les hommes veulent des enfants en moyenne cinq ans plus tard que les femmes. Si la fertilité de la femme décroît dès trente-cinq ans et s'amenuise dangereusement à partir de quarante ans, l'homme peut en théorie faire des enfants jusqu'à sa mort. Les enjeux reproductifs ne sont donc absolument pas les mêmes. Il y a quelques mois, Isabelle a posé un ultimatum. Elle a conditionné la poursuite de sa relation au projet d'enfant. Devant le refus de son compagnon, elle a mis fin, à regret, à cette relation.

Isabelle ne conçoit pas sa vie sans enfant. Issue d'une famille nombreuse, elle a cependant repoussé ce projet parce qu'elle a eu du mal à trouver le partenaire avec lequel elle se voyait fonder une famille. Elle pensait aussi qu'un enfant la pénaliserait dans sa progression de carrière. Discours tellement classique aujourd'hui. Isabelle aurait aimé faire un enfant avec un homme. L'idée de faire seule un enfant la désole, mais l'idée de ne pas avoir d'enfant est pour elle inconcevable. Elle a pesé le pour et le contre. D'un côté, se mettre en chasse du nouveau prince charmant et lui exposer dès le deuxième rendez-vous la condition sine qua non : faire un bébé et vite. La concrétisation en quelques mois lui est apparue comme hautement improbable. De l'autre, consciente du temps qui lui est compté, faire contre mauvaise fortune bon cœur et se résoudre à avoir un enfant seule, malgré ses réticences.

Elle évoque longuement ses peurs, son appréhension face aux réactions futures de son enfant, à qui il faudra expliquer qu'il a été conçu sciemment sans père puisqu'elle souhaite s'orienter vers l'insémination par donneur. L'absence de possibilité pour cet enfant de connaître l'homme à l'origine des paillettes de sperme. Elle a en tête les difficultés potentielles et les inconnues concernant le bien-être de cet enfant. Elle pense aussi à tous les aspects pratiques pour élever un enfant sans compagnon avec qui partager les tâches. Elle est cependant entourée d'une famille compréhensive qui est prête à l'aider. Elle se dit qu'elle trouvera peut-être plus tard un nouveau compagnon qui l'acceptera avec son enfant. Ce sera sûrement plus compliqué, mais pas impossible. Une chose est sûre, et c'est ce qui l'a décidée à venir me voir, c'est que les difficultés potentielles ne sont rien face à l'angoisse qu'elle a de se retrouver sans enfant.

Nous discutons alors de ses possibilités. De l'interdiction française de recourir aux banques de sperme pour les femmes seules qui doivent se diriger vers les pays voisins. Beaucoup autorisent les femmes seules à être prises en charge médicalement. En une heure de Thalys pour Bruxelles ou une heure d'Easyjet pour Barcelone, l'insémination sera pratiquée. Une hypocrisie fantastique ! Les opposants ne veulent pas « ouvrir la porte » aux enfants conçus sans père, mais la porte est déjà grande ouverte et c'est même un boulevard qui existe depuis des années. Seule restriction, l'argent. Il faut payer et souvent cher. L'interdiction française n'aboutit donc qu'à une chose : limiter l'accès de ces techniques aux femmes ayant les moyens. Choquant.

Ceux qui s'opposent au fait que les femmes seules aient un enfant par insémination avancent souvent que ce choix est un choix purement égoïste : la PMA leur permettrait de se passer d'hommes pour faire un enfant et de rechercher une gratification purement personnelle, sans se soucier de l'équilibre de l'enfant.

En fait d'égoïstes, ces femmes veulent pour la plupart des enfants pour la même raison que toutes les autres : connaître une grossesse, être maman, ressentir l'amour pour son enfant, vérifier qu'on sera une bonne mère, éprouver la joie d'être à l'origine d'une naissance et d'élever un enfant. Il suffit de les rencontrer pour le comprendre et le vérifier. La plupart d'entre elles ont pour préoccupation principale le bien-être de l'enfant. Elles se posent des questions sur le fait qu'il n'y ait pas de père connu. Elles s'interrogent aussi sur le recours à l'insémination avec un donneur anonyme. Elles espèrent pouvoir établir une relation dans le futur avec un homme, même si elles décident de concevoir sans plus attendre, du fait de leur âge.

On voit donc que, contrairement aux clichés véhiculés par certains, Isabelle n'est pas une écervelée qui a choisi de faire un enfant comme on change de chemise. Elle a réfléchi aux enjeux. Elle s'est posé les bonnes questions. C'est le cas de 90 % des femmes seules que je rencontre dans mon cabinet médical. Elles peuvent être décidées, elles peuvent être hésitantes, elles sont pour la plupart un peu tristes d'en arriver là ; mais leur regard s'illumine toujours à l'idée d'avoir l'enfant qu'elles désirent tant. Le jugement négatif des opposants à leur accès au don de sperme les blesse. Elles se sentent incomprises.

Des Isabelle, il en existe trop pour que l'on puisse même les compter. Et bien qu'un argument émotionnel ne puisse jamais l'emporter dans un débat sur un argument rationnel, il est bon de ne pas perdre de vue la réalité de la souffrance de ces femmes. De ne pas nier non plus qu'elles sont aujourd'hui en nombre significatif, et d'admettre que leur souffrance constitue une violence qu'une société civilisée dotée d'un sens moral et de capacités techniques suffisantes doit pouvoir abréger.

Profitons-en pour tordre une fois pour toutes le cou à cet inepte argument des opposants : « il n'y a pas de droit à l'enfant ». Il ne s'agit pas de droit à l'enfant, mais de désir d'enfant. Oui, quiconque a rencontré ces femmes, qu'elles soient en couples hétéro, en couple homo ou seules, sait qu'*elles ne se prévalent pas d'un droit* à l'enfant. Elles *désirent* un enfant. La nuance est de taille. Elles demandent simplement que la pathologie dont elles souffrent, ou l'orientation sexuelle qu'elles ont choisie, ou les circonstances de la vie qui font qu'elles sont seules, ne les empêche pas de réaliser ce rêve. Oui, elles veulent pouvoir avoir accès à cette si importante fonction biologique : la maternité.

J'avoue ne pas comprendre cette insensibilité à la souffrance, ce refus forcené de faire preuve d'*empathie*. Rousseau appelle *pitié* ce sentiment qui habiterait tous les hommes et nous pousserait naturellement à faire le bien plutôt que le mal. J'ai toujours apprécié cette idée, et depuis l'âge adulte il me semble que le principe général de l'existence individuelle, et donc collective, doit être la maximisation de cette pitié. Quand on a la possibilité de faire cesser des souffrances, de faire le bien sans faire souffrir personne en contrepartie, comment emprunter une autre voie ?

J'entends déjà l'objection qui va m'être faite. Le bien et le mal sont des notions relatives : mieux vaut en rester à un *ordre naturel*, fixant des limites stables et connues de tous. Si l'on suit ce raisonnement, la FIV est évidemment un acte contre-nature, que l'incertitude morale rend hautement indésirable. Cette réflexion, pardon de le dire, n'a aucun sens. En matière de progrès médical, l'arrachement à la nature a toujours constitué la norme. Et la distinction entre le normal et le pathologique est depuis longtemps admise comme une distinction qui ne relève pas de la morale. Il faut pour raisonner clairement en la matière distinguer l'anomalie et l'anormal. L'anomalie est une simple exception statistique, alors que l'anormal est une déviation, un dévoiement même de la règle. La PMA est donc, à la manière de nombreuses procédures médicales, le traitement d'une anomalie qui n'a absolument rien d'anormal !

S'opposer à ces traitements, c'est faire preuve d'une vue de l'esprit bien étroite. C'est se laisser guider par la peur ancestrale du nouveau, par l'angoisse face à la machine qui viendrait remplacer l'homme, à la manière de ces paysans du XIXᵉ siècle abasourdis par les premières moissonneuses batteuses. Cette angoisse que chacun peut éprouver en son for intérieur est bien compréhensible, mais quand elle s'exprime en public, elle se mue en force sociale destructrice, qui n'a qu'un but : empêcher par intolérance le bonheur d'autrui. Dans la mesure où la possibilité d'avoir un enfant par assistance médicale apporte le bonheur à des personnes désirant ardemment fonder une famille, où il n'existe pas d'éléments prouvant avec certitude que les enfants ainsi conçus seront malheureux et où cette possibilité n'empiète d'aucune manière sur les droits régissant les personnes n'ayant pas besoin de tels recours, où est le mal ? Comment se fermer le cœur et l'esprit au point de ne pas vouloir laisser ces gens bénéficier des mêmes bonheurs du quotidien que tout un chacun ?

J'aimerais voir tous ces professeurs de morale confrontés aux difficultés de leurs filles, de leurs femmes, ou confrontés à des difficultés eux-mêmes. M'est d'avis que le mur de leurs certitudes volerait en éclats, et qu'ils ne maintiendraient leurs positions qu'au prix d'hypocrites contorsions hautement réjouissantes pour leurs adversaires.

Alors laissez les femmes concernées prendre leurs décisions qui ne concernent qu'elles et n'enlèvent rien à personne, et foutez-leur la paix !

LES ÉDUCATEURS MODÈLES

ou comment des individus entendent
imposer à tous leur modèle familial,
qu'ils jugent seul compatible
avec le bien-être des enfants

« Gouverner, soigner, éduquer : trois
métiers impossibles. »

Sigmund Freud

En octobre 2017, on a pu voir s'afficher
cette horrible campagne de la Manif contre
tous, dans laquelle un bébé siège au milieu de
carottes et de navets avec ce slogan : « Après
les légumes OGM, les enfants avec un seul
parent. » Voilà l'argument démagogique le
plus mauvais qu'il m'ait été donné d'entendre.
Pour résumer cette pensée à demi habile et
complètement débile, un enfant sans père,
c'est comme une carotte OGM : c'est dange-
reux, donc mauvais.

Je tiens à préciser immédiatement quelques points. Il est probable qu'avoir un père et une mère fait prendre moins de risques de dysfonctionnements familiaux ayant de potentielles conséquences sur l'enfant. On peut être persuadé (et c'est mon cas) qu'il est peut-être préférable de faire un enfant avec un homme et une femme. On peut penser souhaitable (et c'est mon cas) qu'un enfant grandisse avec un père identifié. Cependant, aucune de ces convictions ne peut avoir valeur de vérité incontestable ! Par ailleurs, cela ne m'empêche pas de considérer avec tolérance que d'autres que moi puissent faire un autre choix de vie, que ce choix soit fait par conviction ou qu'il soit subi du fait des circonstances. Depuis des siècles, des femmes seules ou homosexuelles se débrouillent pour faire des enfants sans l'aide de la médecine. La question est donc de savoir si la médecine peut se mettre au service de ces projets d'enfants, contrariés pour des raisons non médicales.

Si l'on pouvait me démontrer que cette prise en charge entraînait des troubles indiscutables pour l'enfant ou la mère, cela m'inciterait à la prudence ou à l'abstention. Ce n'est pas le cas. On peut certes lister les points faibles des études existantes et les critiquer, on peut comme le psychanalyste Jean-Pierre Winter insister sur le fait qu'un père et une mère représentent une succession d'hommes et de femmes qui constituent une histoire familiale, et s'inquiéter que les troubles éventuels surgissent au bout de plusieurs générations[3]. Mais même si l'on manque encore de recul pour contrer cet argument, il ne paraît pas devoir justifier une interdiction persistante, dans la mesure où fort peu d'éléments tangibles confirment cette inquiétude. Soutenir que ces enfants seront malheureux ou déséquilibrés est faux. On peut dire que l'on ne sait pas, ou plutôt que l'on ne sait pas assez. On peut souhaiter que ces familles soient suivies et étudiées. Mais fonder l'interdiction de l'accès à la PMA sur les risques futurs relève purement et simplement du principe de précaution. Imaginons un instant ce que l'on aurait pu interdire en se basant sur des risques théoriques : les greffes d'organes, de nombreuses interventions chirurgicales, des tombereaux de médicaments, la pilule et les traitements substitutifs de la ménopause, entre autres – mais aussi, dans d'autres disciplines scientifiques, la conquête de l'espace, par exemple.

Au-delà de ces données, il me semble relever de l'évidence que la société change, non pas simplement depuis quelques années mais en permanence, et que ce que l'on peut croire indépassable à un moment donné se révèle en réalité évolutif. Toute l'histoire et la sociologie de la famille démontrent que sa définition n'a cessé d'évoluer en fonction des époques et des mentalités. À notre échelle, nous avons connu de telles évolutions. La place du père, notamment, a été sensiblement modifiée en quelques décennies. Le *pater familias* plein d'autorité et distant est devenu parent à part entière et à égalité avec la mère ; on lui reproche à présent de ne pas participer aux tâches ménagères à égalité avec sa femme. Certains voudraient même imposer la prise d'un congé paternité. L'aurait-on seulement imaginé il y a cinquante ans ? Songeons encore aux familles recomposées, ou à ces couples d'aujourd'hui qui vivent mariés mais dans deux appartements distincts. Au fait que, depuis les années 1970, on reconnaît l'égalité entre les enfants nés hors mariage et ceux nés dans ces liens traditionnels. Au statut des enfants de parents divorcés, qui par le passé ont pu être considérés comme des parias à l'école, et sont complètement intégrés désormais. Toutes ces modifications ont constitué une rupture avec la conception classique de la famille, qui n'a pas pour autant détruit notre société : contrairement à ce que veulent faire croire les tenants les plus réactionnaires de ces conceptions rétrogrades, il en irait de même si la PMA était ouverte à tous.

Aujourd'hui, de plus en plus de femmes seules ou en couple avec une autre femme souhaitent avoir des enfants sans être obligées d'avoir un rapport sexuel avec un homme qui n'est pas leur compagnon ou de pratiquer dans leur chambre une auto-insémination du sperme d'un ami. Ce désir doit-il être frappé d'illégitimité ou d'immoralité ? N'est-il pas plus périlleux encore, pour le bien-être des enfants et des mères, de refuser à ces femmes l'accès à des banques de sperme, qui leur permettrait au contraire de se prémunir contre des complications liées aux pratiques « sauvages » ?

On sait que la plupart des femmes qui ont accès, dans leur pays, à des banques de sperme, privilégient ce mode de conception. Ce choix évite en effet les éventuels problèmes liés au recours à un donneur connu qui, en dehors d'un cadre légal strictement défini, peut être amené à s'impliquer dans l'éducation de l'enfant, voire à en réclamer la garde, alors que ce n'était pas prévu au départ. C'est ce qui est arrivé à Françoise et Marianne, un couple de femmes que j'avais rencontré pour un avis en vue d'un deuxième enfant. Elles avaient fait appel, pour leur premier enfant, à un ami homosexuel qui avait accepté de donner son sperme et avait affirmé n'être aucunement intéressé par l'éducation de cet enfant, mais être prêt à le rencontrer plus tard s'il le souhaitait. Cela avait rassuré Françoise qui se posait beaucoup de questions sur la réaction de son enfant en cas d'anonymat total du donneur. Cet ami s'est peu intéressé à la grossesse mais, dès la naissance, a demandé à rencontrer l'enfant. L'histoire a rapidement mal tourné par rapport aux accords initiaux : après quelques mois, cet homme a entamé une démarche judiciaire pour que soit reconnue sa paternité, et a demandé et obtenu la garde alternée de la petite fille ainsi conçue. Cette histoire montre la complexité de ces petits arrangements en dehors de tout cadre légal, qui pour le coup ne favorisent sans doute pas le bien-être des parents ni des enfants. L'autorisation de la prise en charge de ces femmes permettrait d'encadrer les pratiques aujourd'hui « sauvages ».

La Belgique, elle, a même créé un statut pour un homme qui accepte de donner son sperme en renonçant à ses droits sur l'enfant. Cet accord, une fois officialisé, est sans retour en arrière. Le recours à un centre de procréation médicalement assistée permet également d'éviter des rapports sexuels à contrecœur et sans aucun sentiment où la femme recherche un étalon, ou le recours aux auto-inséminations à la maison qui font courir certains risques si elles ne sont pas faites dans les règles de sécurité sanitaire. En ce sens, autoriser la PMA pour toutes apparaît simplement comme une évolution nécessaire pour accompagner certains nouveaux modèles familiaux, qui de fait existent déjà.

Il me semble que tout ce que réclament ces femmes, c'est de la compréhension et de la tolérance. De quel droit les jugerait-on ? Au nom de quoi leur opposerait-on l'idée qu'en dehors du modèle familial classique, il n'y a point d'enfant heureux, alors que des études prouvent en partie le contraire ? De quel droit M. Tartempion et Mme Tartignolle seraient-ils en droit d'interdire une pratique qui n'affectera en rien leur vie ni celle de leur entourage ? Pourquoi le modèle familial ne pourrait-il évoluer comme notre société, qui a été transformée de manière extraordinaire depuis cinquante ans ? Si le principe de la conservation des modèles historiques doit prévaloir dans notre monde pour tout ce qui touche à l'enfance, interdisons le divorce en urgence ! Il est lui aussi source de potentielles souffrances pour les enfants.

Le fait d'imposer le respect des schémas familiaux existants et des structures préétablies n'est pas un gage de respect de l'enfant, simplement de conformité à la tradition. L'éducation des enfants relève de la liberté des familles, et la définition des familles appartient aux individus qui la composent.

Tous ceux qui prétendent détenir l'unique vérité quant à la conception et l'éducation d'un enfant souhaiteraient-ils qu'on entre dans leurs foyers pour vérifier si leurs choix éducatifs sont irréprochables quand bien même la composition de leur famille est conforme à ce qu'ils jugent acceptable ? Ne sont-ils pas par exemple adeptes des châtiments corporels ? Ou n'imposent-ils pas à leur progéniture d'embrasser certaines de leurs convictions sans leur donner leur mot à dire ? Souvenons-nous de ces familles tout ce qu'il y a de plus classiques, avec un papa et une maman, venues au secours de l'abbé Cottard qui, en 1998, avait bravé une tempête pour imposer une sortie en mer, laquelle donna lieu à la noyade de quatre scouts et d'un plaisancier ayant tenté de les sauver – ce même groupe avait déjà été secouru la veille, au bord du naufrage, dans des conditions météorologiques similaires. Les journaux de l'époque rapportent que ces parents n'ont pas porté plainte et ont « gardé de l'estime » pour l'abbé. On voit que le jugement des principes éducatifs est à géométrie variable. À chacun ses principes éducatifs et le choix de ses valeurs…

Alors laissez les femmes concernées prendre leurs décisions qui ne concernent qu'elles et n'enlèvent rien à personne, et foutez-leur la paix !

Devenir des enfants
élevés par des couples de femmes
ou par des femmes seules

ou comment les faits contredisent
les anathèmes alarmistes des anti-PMA

> « Chaque enfant a besoin d'un suffisam-
> ment bon parent pour s'épanouir. »
>
> Donald Winnicott

L'avenir psychologique et social des enfants nés dans des familles de structure différente de la structure classique composée d'un homme et d'une femme hétérosexuels ne dépend pas strictement et uniquement du type de famille, mais aussi des aspects familiaux et sociaux qui sont déterminants pour le développement psychologique de l'enfant. Ce développement est en général analysé à la lueur de trois composantes essentielles : le bien-être psycho-logique des parents, la qualité de l'interaction parents/enfants, et les caractéristiques psychologiques de l'enfant. Il faut donc s'intéresser à tous ces paramètres si l'on veut juger du caractère délétère ou non pour les enfants des nouvelles structures familiales. Insistons sur le fait que l'expérience que vivent les enfants au sein des familles dans lesquelles ils sont élevés peut influer sur leur développement psychologique, voire entraîner de petits problèmes psychologiques qui ne dépendent pas simplement du bien-être psychologique de leurs parents ni de la qualité de la parentalité qu'ils subissent, mais aussi de leurs caractéristiques individuelles et de l'environnement social dans lequel ils évoluent. Le milieu socio-économique, notamment, est un paramètre important. L'acceptation par la société de ces nouvelles familles, et donc de leurs enfants, peut elle-même jouer un rôle. L'analyse est en somme difficile, car des interactions complexes existent entre les différents facteurs impliqués. La question essentielle est de savoir en quoi les nouvelles parentalités peuvent influer par elles-mêmes sur le développement des enfants.

Les couples d'homosexuelles

On dit souvent que les enfants qui grandissent auprès d'un couple homosexuel développeraient des troubles psychologiques, auraient des mères moins maternelles, seraient regardés étrangement à l'école et surtout, plus troublant encore, auraient de grandes chances de devenir homosexuels à leur tour. De même, naître sans père reconnu exposerait aux troubles les plus graves : selon cette critique fondée sur la théorie psychanalytique, la présence d'un père et d'une mère serait décisive pour l'identification du garçon à son père et de la fille à sa mère, comme pour la constitution de l'identité de l'enfant et de son comportement masculin ou féminin.

Ces critiques apparaissent pourtant dépassées dans les pays où les femmes seules et les homosexuels font des enfants depuis de nombreuses années. La très populaire série américaine *Modern Family*, qui décrit la vie de trois couples avec enfants – un couple dont la femme et le mari ont une forte différence d'âge, une couple ayant adopté un enfant vietnamien, et un couple d'homosexuels masculins – témoigne du fait que dans certains pays, il y a une

évolution des mentalités et des structures familiales, dont les études nous montrent qu'elles ne
sont pas si dramatiques pour les enfants.

Le concept de monoparentalité a fait son
apparition en France dans les années 1970. À
l'époque, les ménages composés d'un père ou
d'une mère seul(e) avec un ou plusieurs enfants
avaient été multipliés par deux en quelques
années seulement. Selon l'INSEE, en France
la proportion de familles monoparentales dans
l'ensemble des familles est passée de 9,4 à 23 %
entre 1975 et 2014. En 2011, 190 000 parents
seuls – quasiment uniquement des femmes –
déclarent n'avoir jamais été en couple. Au
total, on compte deux millions de familles
monoparentales avec 3,4 millions d'enfants,
familles qui dans 82 % des cas sont constituées
d'une mère avec ses enfants. L'INSEE rapporte
qu'en 2011, environ 200 000 Français décla-
raient être en couple avec une personne de
même sexe, ce qui représente 100 000 couples
(0,6 % des couples). Environ 10 % d'entre eux
déclarent vivre au moins une partie du temps
avec un enfant. Rappelons qu'il y a environ
800 000 naissances par an en France. Autant
dire que les familles homoparentales constituent une infime minorité.

Les faibles effectifs rendent les études très difficiles pour les statisticiens. En 2005, on estimait le nombre d'enfants résidant avec un couple de même sexe dans une fourchette de 25 000 à 40 000, la grande majorité vivant avec un couple de femmes. Mais les différentes situations de ces couples compliquent encore les analyses. Les premières études ont concerné des femmes devenues homosexuelles après une relation hétérosexuelle ayant abouti à la naissance d'enfants, puis les études se sont tournées vers des femmes homosexuelles dès le départ, dont les enfants ont été conçus par don de sperme.

Contrairement à ce qui est souvent avancé, il existe de nombreuses études ayant analysé le bien-être d'enfants nés d'unions hétérosexuelles et élevés par des parents de même sexe. Plusieurs études conduites aux États-Unis et en Angleterre n'ont trouvé aucune différence dans le quotient intellectuel des enfants élevés dans des couples homosexuels, ni dans la popularité de ces enfants auprès de leurs amis. Aucune différence non plus en ce qui concerne l'influence sur le genre de l'enfant, défini par trois critères principaux : l'identité sexuelle, le comportement sexuel de type masculin ou féminin et l'orientation sexuelle correspondant au choix d'un partenaire (hétérosexuel ou homosexuel ou bisexuel)[4].

Avec la mise en place des techniques de PMA, les femmes homosexuelles ont pu accéder à l'insémination artificielle avec sperme de donneur (IAD) dans les pays l'autorisant. De nombreuses femmes se sont tournées vers ces IAD médicalisées plutôt que vers les inséminations « artisanales » qui se faisaient à la maison avec des partenaires de circonstance, volontaires pour donner du sperme. On a pu parler aux États-Unis du « *lesbian baby boom* ». Là encore, plusieurs études se sont intéressées à ces enfants en les comparant à des enfants issus de couples hétérosexuels. Aucune différence n'a été rapportée quant à l'existence de troubles psychologiques, que ces éventuels troubles soient décrits par les parents, ou par les professeurs des enfants, a priori plus objectifs, qui avaient été aussi interrogés. Aucune différence non plus au niveau du quotient intellectuel, du développement cognitif, de la qualité des relations parents-enfants. Au sein du couple, la femme qui n'a pas porté l'enfant semble même, selon certaines études, interagir plus fréquemment avec lui que l'homme du couple hétérosexuel. Aucune différence non plus n'a été relevée dans l'orientation sexuelle chez les enfants, étudiés pour certains jusqu'à l'âge de dix-huit ans[5]. Une seule étude a trouvé que les filles semblaient un peu plus fréquemment enclines à préférer des relations avec des partenaires de même sexe[6].

Deux études se sont intéressées à l'influence culturelle du pays sur le vécu des enfants élevés dans des familles homosexuelles : des enfants ayant grandi dans des familles homosexuelles hollandaises ont été étudiés[7]. Aucune différence n'a été notée dans le développement des enfants entre familles homosexuelles et hétérosexuelles en Hollande. Les auteurs ont alors comparé leur résultat à une étude américaine, l'idée étant d'analyser l'influence culturelle des pays, sachant que la Hollande a été le premier pays au monde à autoriser, en 2001, le mariage homosexuel. Les enfants de couples homosexuels semblaient moins enclins aux États-Unis à révéler à leurs amis le fait que leurs parents étaient homosexuels, et ils avaient ressenti plus d'homophobie. Ils avaient également une incidence plus fréquente de troubles émotionnels et comportementaux. Ces différences ont été mises sur le compte de la moins bonne acceptation aux États-Unis de l'homosexualité.

Les études disponibles sur les couples de femmes homosexuelles sont bien sûr sujettes à critique. La première d'entre elles concerne le nombre de sujets étudiés, souvent très réduit – quelques dizaines ou centaines de sujets. Par ailleurs, on a pu mettre en avant la faible représentativité des femmes étudiées, recrutées essentiellement dans des associations de défense des homosexuels ou par le biais de la presse spécialisée, ce qui peut les avoir conduit à répondre de manière non objective du fait des enjeux potentiels des résultats de ces études. Toutes les femmes homosexuelles en couple ayant eu recours à des banques de sperme n'ont pas accepté d'être incluses dans les études les concernant : il se peut donc que les femmes ayant des enfants à problèmes n'aient pas souhaité participer, et dès lors que le résultat de ces études ne soit pas pleinement représentatif.

Pour éviter ces biais de recrutement, certains chercheurs aux États-Unis ou en Angleterre ont choisi de ne pas recruter des couples de femmes désireuses de participer aux études de suivi d'enfants, mais d'analyser des populations générales et de sélectionner au sein de celles-ci l'ensemble des couples homosexuels. Là encore, les analyses n'ont pas montré de différence entre les enfants issus de couples d'homosexuelles et ceux issus de couples d'hétérosexuels. Aucune différence n'a été relevée au niveau des troubles psychosociaux, incluant l'anxiété, la dépression et l'estime de soi. Aucune différence non plus dans la perception de la chaleur de leurs parents ou de leurs amis, ou dans la réussite scolaire. L'une de ces études a même montré que les enfants issus des couples de femmes homosexuelles semblaient se sentir mieux à l'école et plus proches de leurs camarades que les enfants de couples hétérosexuels[8].

Une étude faite au Canada et publiée en 2013 a montré une légère infériorité dans les résultats scolaires des enfants issus de familles homosexuelles, mais cette étude n'avait pas analysé les résultats en prenant en compte les facteurs sociaux-économiques, qui sont un paramètre tout à fait déterminant concernant les performances scolaires[9].

La taille des échantillons analysés, à savoir le nombre d'enfants, souvent faible, constitue aussi une limite des études citées. Ce nombre pour chaque étude peut être considéré comme insuffisant, la puissance statistique n'étant pas atteinte pour que les conclusions soient indiscutables. Pour parer à cela, une technique consiste à rassembler différentes études et à additionner les nombres pour augmenter le nombre total de cas et obtenir une meilleure représentativité, donc des conclusions plus fiables. Il s'agit de ce que l'on appelle des « méta-analyses ». Or trois méta-analyses ont été publiées sur le sujet[10], et aucune ne révèle de différence entre les couples homosexuels et les couples hétérosexuels quant au développement et aux troubles psychologiques des enfants.

Ainsi, si en France certains professionnels de la santé, certains médias et même une part de la population mettent en avant le risque pour les enfants élevés par des couples de femmes homosexuelles de développer des troubles psychologiques, de rencontrer des problèmes avec leurs camarades, ou encore d'avoir des troubles de l'orientation sexuelle, les études disponibles à ce jour ne confirment aucune de ces craintes. Les enfants élevés dans des familles de femmes homosexuelles se développent sans aucune différence notable avec des enfants élevés dans des familles traditionnelles.

Les femmes seules

Qu'en est-il du devenir des enfants élevés par des femmes célibataires ayant décidé de faire un enfant seules ? Pour répondre à cette question, il faut s'attacher à ne retenir que les études qui se sont intéressées à ce que l'on appelle les mères célibataires par choix. Elles sont à distinguer des femmes qui ont conçu un enfant dans un couple hétérosexuel et qui l'élèvent seules du fait d'une séparation ou parce que l'homme n'a pas voulu élever cet enfant – exactement comme il faut distinguer, au sein des couples de femmes homosexuelles, les femmes ayant rejoint une autre femme après une conception dans le cadre d'un couple hétérosexuel où il existe alors un père bien individualisé, et celles qui ont un enfant ensemble grâce à la PMA.

Une difficulté supplémentaire pour les études vient du fait qu'il existe plusieurs façons pour une femme seule d'avoir un enfant. Elle peut avoir recours à l'aide d'un ami volontaire pour la conception de l'enfant, lequel ami peut choisir de s'occuper ou non de l'enfant. Elle peut avoir recours à une insémination avec donneur, anonyme ou non – puisque depuis quelques années, certaines banques permettent à l'enfant d'entrer en contact à sa majorité avec le donneur : c'est le cas en Angleterre, en Suède ou au Danemark par exemple. Elle peut aussi choisir d'avoir un rapport sexuel avec un homme qui ignore tout de son projet, en ayant planifié la bonne période pour être enceinte, et n'avoir ensuite plus aucun contact avec ce père biologique qui peut même n'être pas au courant de cette grossesse. Dans ces différents cas, on peut supposer que les conséquences sur le développement des enfants ne sont pas rigoureusement les mêmes.

Qu'est-ce qui, pour une femme, préside à la volonté d'avoir un enfant seule ? Plusieurs études montrent que, contrairement à la croyance générale, les femmes seules se sont posé la question du choix de faire seule un enfant pendant de longues années[11]. Elles se sont concertées avec leurs amis, leur entourage, leur famille. Elles ont réfléchi aux aspects financiers de ce que représente le fait d'élever seule un enfant. Elles ont également réfléchi aux conséquences qu'implique le fait d'avoir un enfant sans père et se sont parfois tournées vers l'entourage pour essayer de trouver une figure paternelle.

Depuis plusieurs années, le nombre de femmes seules venues me consulter a augmenté de façon tout à fait exponentielle. La plupart d'entre elles ont longuement recherché un partenaire : leur projet d'avoir seule un enfant est souvent envisagé parce qu'elles n'ont pas trouvé l'homme avec qui faire un enfant. On parle de mère célibataire par choix, mais l'expression de mère célibataire par deuxième choix serait plus juste. Ce qui les motive est aussi bien sûr le sentiment que l'horloge biologique avance et qu'elles risquent de se retrouver bientôt dans l'impossibilité de concevoir. Ce sentiment personnel est confirmé par les études qui ont été réalisées dans les pays étrangers[12].

Peu d'études sont disponibles sur les enfants qui grandissent avec une mère célibataire par choix. En revanche, le nombre de divorces a considérablement augmenté ces dernières années : de nombreuses études se sont intéressées aux enfants élevés par un seul parent (le plus souvent la mère) suite à un divorce, et ont montré une augmentation des problèmes psychologiques chez les enfants. Les problèmes sont plus fréquents chez les enfants de divorcés dans les premières années suivant le divorce de leurs parents que chez les enfants de couples où le mariage est harmonieux. Mais les études montrent aussi que ces problèmes s'atténuent avec le temps. Par ailleurs, on sait que des dysfonctionnements psychologiques existent chez les enfants élevés dans les familles dont les parents sont en conflit. On peut donc se demander si, dans ce cas, les troubles des enfants sont liés au fait que la femme est seule ou au fait qu'elle est divorcée.

Il a aussi été montré que les difficultés financières résultant du divorce sont un facteur déterminant dans les troubles psychologiques des enfants. Si l'on ajuste les données observées en fonction des revenus des femmes seules, à revenu égal les problèmes psychologiques des enfants qui grandissent auprès d'une mère divorcée apparaissent comparables à ceux des enfants qui grandissent dans des familles unies.

Les études suggèrent en outre que, suite au divorce, les femmes peuvent ressentir beaucoup d'anxiété, être en proie à la dépression et à un sentiment de solitude entraînant un manque de confiance en soi : cela ne rend pas la situation favorable pour s'occuper d'enfants. Les troubles psychologiques des enfants se réduisent à mesure que l'état psychologique de la mère s'améliore. On voit donc que l'analyse de foyers où la femme se retrouve seule du fait d'une séparation n'est pas un modèle idéal pour se faire une idée concernant des femmes qui décident dès le départ de concevoir seule leur enfant.

Des études ont également abordé la question du risque de troubles de comportement et d'orientation sexuelle pour les enfants élevés par des mères seules suite à un divorce : l'analyse des études les plus scientifiquement valables n'a pas montré d'impact du divorce sur ce type de problème[13].

Il existe par ailleurs des études sur les femmes élevant seules des enfants à partir d'une grossesse non souhaitée par le père mais menée à terme par la mère. Des études ont montré qu'environ 20 % des enfants aux États-Unis et 15 % en Angleterre sont nés dans des familles de mères seules. L'augmentation a été significative puisque ces chiffres, estimés aux États-Unis dans les années 1960, étaient de seulement 5 % des enfants. En revanche, on ne connaît pas précisément ce chiffre pour ce qui concerne la France.

Dans une étude anglaise publiée en 2008[14], 18 000 enfants ont été étudiés, dont 15 % étaient élevés par des femmes seules. Là encore, une augmentation des troubles a été constatée chez les enfants âgés de cinq ans élevés dans les familles de femmes seules comparés à des enfants élevés par des couples. Cependant, dans le groupe des femmes seules, il y avait plus de femmes issues d'un niveau socio-économique défavorisé et présentant des troubles psychologiques. Une fois ces différences corrigées, les différences entre les enfants en termes de troubles cognitifs étaient nettement diminuées. À milieu socio-économique comparable, les troubles émotionnels sont du même ordre entre les enfants élevés par les femmes seules et les enfants élevés dans les familles en couple.

Il est important de rappeler que dans toutes ces études, qui certes font apparaître des aspects négatifs quant au fait d'élever seule un enfant, les femmes étudiées n'ont pas systématiquement fait le choix d'avoir seules des enfants. C'est peut-être le cas de certaines d'entre elles dans certains échantillons étudiés, mais la grande majorité de l'échantillonnage est constituée de femmes qui se sont séparées du père de l'enfant et vivent seules.

La question essentielle reste donc de connaître la valeur de ces données, pour ce qui concerne les enfants de mères célibataires par choix. Pour la plupart, les troubles relevés dans les familles composées de « mères célibataires de circonstance » semblent largement reliés au conflit des parents, au fait que ces femmes appartiennent à des niveaux socio-économiques défavorisés, à une plus grande prévalence chez elles de la dépression et au manque de support social dont elles souffrent, car il s'agit de personnes souvent isolées.

Or ces caractéristiques ne sont pas du tout celles des femmes qui décident de faire seule un enfant dès le départ. Dans le cas de ces dernières, il n'y a pas de conflit avec le père de l'enfant, qui est souvent inconnu puisqu'elles ont recours à l'insémination avec donneur dans les pays où celle-ci est autorisée. Elles appartiennent plutôt à des classes favorisées, et leur projet a souvent été discuté avec l'entourage familial qui peut apporter un support une fois l'enfant arrivé. On ne peut donc pas tirer de conclusions hâtives des études disponibles. On peut en revanche en tirer des enseignements pour savoir dans quel type de situation l'arrivée d'un enfant chez une femme seule risque de poser problème.

En ce qui concerne les femmes célibataires ayant des enfants par choix, les études sont rares. L'une d'entre elles a été réalisée sur un petit échantillon de vingt-sept femmes célibataires avec des enfants de six à douze mois, qui ont été comparées à cinquante femmes mariées vivant avec le père de l'enfant. Aucune différence n'a été pointée entre ces deux types de famille quant à la santé psychologique de la mère, l'adaptation de la mère à la parentalité, la chaleur exprimée en direction de l'enfant et l'implication émotionnelle et l'attachement à l'enfant. Cependant on a constaté un niveau d'interactions avec l'enfant plus bas chez les mères célibataires. Les auteurs ont mis en relation cette observation avec le fait que la présence d'un père permet à la mère d'avoir un temps consacré exclusivement à l'enfant plus important. Les auteurs concluent néanmoins qu'il n'y a pas de dysfonctionnement majeur chez ce groupe de femmes célibataires[15].

Les mêmes auteurs ont étudié ces enfants à deux ans et n'ont pas relevé chez eux de troubles particuliers[16]. Ils ont au contraire montré que les mères célibataires avaient une perception plus positive de l'enfant à un âge souvent décrit comme difficile. Les auteurs ont même noté un peu moins de troubles du comportement et de troubles émotionnels chez les enfants de femmes seules. Cependant, il faut insister sur la faible taille de l'échantillon et sur le fait qu'à deux ans, les enfants ne sont pas encore conscients du caractère particulier de la famille dans laquelle ils vivent et du fait qu'ils n'ont pas accès à leur père.

Il n'y a pas à ce jour d'études s'intéressant à des enfants de plus de sept ans élevés par des mères célibataires par choix, comparés à un groupe témoin d'enfants issus de couples composés d'un père et d'une mère. Une étude qualitative mais sans groupe de comparaison a toutefois été faite sur des enfants de huit à dix-sept ans : elle ne montre aucun trouble particulier chez les enfants de femmes seules, mais le lien entre la mère et l'enfant témoigne d'une plus forte dépendance[17].

En revanche, il existe entre les enfants élevés par une mère célibataire par choix et les enfants élevés par une mère célibataire en raison des circonstances une différence de taille. C'est que les enfants des mères célibataires par choix grandissent sans père, et parfois même sans identité paternelle, du fait que la grossesse est le plus souvent obtenue dans le cadre de banques de sperme généralement anonymes (même dans les pays qui ont récemment adopté un système permettant d'éviter l'anonymat définitif, le contact avec le donneur ne peut être établi qu'à l'âge adulte).

Or, concernant l'impact de l'anonymat du donneur, les femmes célibataires par choix sont beaucoup plus ouvertes que les couples hétérosexuels souffrant de stérilité à l'idée de dévoiler à leurs enfants qu'ils ont été conçus par insémination avec donneur anonyme. Ce n'est pas étonnant, puisqu'il n'y a pas chez elles d'homme susceptible d'être désigné comme le père. Elles pourraient cependant dire qu'il s'agit d'un compagnon perdu de vue. Quoi qu'il en soit, plusieurs études montrent que les enfants élevés par des femmes seules sont plus souvent au courant qu'ils ont été conçus par donneur de sperme que les enfants conçus par donneur de sperme élevés dans les familles hétérosexuelles. Pour cette raison sans doute, les enfants de femmes célibataires cherchent plus souvent à connaître leurs origines que les enfants conçus par donneur mais élevés dans les familles hétérosexuelles[18]. Les études sur des jeunes adultes élevés par des femmes seules et en recherche de leur donneur de sperme ont montré que pour eux, cette recherche était plutôt menée par curiosité que pour établir des relations père-fils[19].

Pour résumer, force est de constater que, concernant le devenir des enfants grandissant auprès de femmes seules, la littérature scientifique est moins riche que pour les enfants élevés par des femmes homosexuelles. Les études disponibles portent pour la plupart sur des femmes qui se sont retrouvées seules par séparation ou du fait d'une grossesse non désirée par le père de l'enfant. Plusieurs études montrent que ces femmes ont plus de difficultés économiques, qu'elles appartiennent souvent à des milieux socio-économiques moins favorisés et qu'elles ont plus de troubles psychologiques, en particulier de dépression. Autant de caractéristiques qui influent grandement sur la santé des enfants. Malgré tout, quand les scientifiques tiennent compte de ces facteurs déterminants, aucun trouble important de comportement ou de l'orientation sexuelle n'est relevé chez ces enfants en raison de leur seule structure familiale.

Concernant les femmes célibataires par choix, les études sont peu nombreuses et insuffisantes pour conclure avec certitude. Ces femmes ne présentent pas du tout les mêmes caractéristiques que celles qui élèvent seules un enfant suite à une séparation ou à une grossesse non désirée par le père. Rappelons tout de même que l'adoption par une femme célibataire (comme par un homme célibataire) est possible en France, même si elle est plus difficile que pour un couple. Ce qui laisse penser qu'élever seul un enfant – et même un enfant adopté, qui présente de surcroît un facteur traumatique évident du fait de son abandon – n'expose pas à des troubles si importants qu'il faille interdire cette situation.

En somme, un juste compromis serait d'autoriser la PMA pour les femmes seules, tout en s'assurant que ces femmes soient en mesure d'élever un enfant dans des conditions acceptables. C'est la conclusion des équipes belges, qui ont une expérience profitable en la matière, fondée sur plusieurs décennies de prise en charge. Dans un article résumant les connaissances accumulées, Annick Delvigne, spécialiste belge de la PMA, résume la démarche. Il s'agit de considérer chaque demande individuellement en l'évaluant à l'aune de différents critères : la santé générale de la future mère, tout d'abord ; son statut financier ensuite, pour s'assurer qu'elle pourra assumer la situation après la naissance de l'enfant. Mais aussi la prise de conscience par la mère de l'importance des interactions parents-enfants et de l'importance pour le développement de l'enfant des stimulations intellectuelles et sensorielles ; la situation de l'entourage socioaffectif de la femme (famille et amis) ; ou encore l'anticipation et la compréhension par la femme des problèmes potentiels qui pourraient voir le jour du fait de cette situation[20] .

Ce que l'on peut conclure de ces éléments scientifiques concernant les enfants élevés dans des couples de femmes homosexuelles ou par des femmes seules, c'est que ce qui compte pour le développement harmonieux d'un enfant, c'est la santé psychologique de ses parents, la qualité de la parentalité et l'environnement social. L'enfant lui-même peut influencer le comportement de ses parents et de son entourage à son égard. C'est bien plus le fonctionnement familial que la structure familiale qui est en cause. Du reste, plusieurs études montrent également le rôle potentiel dans leurs troubles psychologiques de la stigmatisation de ces enfants. Il n'y a pas de trouble majeur rapporté chez les enfants élevés dans ces structures familiales particulières. Si le cas des couples de femmes homosexuelles semble particulièrement clair, la prise en charge des femmes seules doit être plus prudente ; mais l'expérience des pays étrangers se révèle rassurante, pourvu que certaines précautions soient prises.

Alors laissez les femmes concernées prendre leurs décisions qui ne concernent qu'elles et n'enlèvent rien à personne, et foutez-leur la paix !

LES PRESTIDIGITATEURS
DE LA PROCRÉATION

ou comment l'on essaie de faire croire
que la loi française empêche l'accès
à ces techniques interdites

« Une illusion de moins, c'est une vérité
en plus. »

Alexandre Dumas fils

Quelles sont les conditions pour qu'un
débat public puisse fonctionner efficacement ?
Qu'est-ce qui rend la prise de décision dans
tous les domaines possibles ? La réponse est
simple : l'information !

Tout autant que par la raison, nos opinions sont formées par nos perceptions, nos
sentiments et nos croyances, et cela est parfaitement acceptable, à condition que ces
derniers n'occultent pas la réalité scientifiquement mesurable, notamment au travers de la

statistique. Si les chiffres ne sont pas des arguments d'autorité absolus, incontestables et incontestés, ils n'en demeurent pas moins un formidable outil d'appréhension du réel, grâce auquel peuvent être comprises des tendances, des évolutions ou des permanences. Ces données bien analysées peuvent permettre de prendre conscience des problèmes, de mesurer leur impact et de chercher des solutions.

Or en matière de PMA, on assiste à l'une de nos grandes spécialités : la mise en place de la politique de la poussière sous le tapis. C'est là une forme de spécificité française, qui ferait de notre volatile emblématique non le coq, mais bien l'autruche. Car l'interdiction de certaines pratiques en France, alors que ces mêmes pratiques sont autorisées dans les pays qui nous entourent, aboutit au fait que l'interdiction française n'interdit rien du tout. Les femmes déterminées voyagent. Des femmes seules et des couples d'homosexuelles font des enfants tous les jours. Certes pas en France, mais en Belgique, en Espagne, au Danemark, en Angleterre, aux États-Unis, etc.

En matière de stupéfiants, de prostitution ou de discrimination, la logique est imparable : ces phénomènes n'étant pas reconnus comme légaux, il est interdit d'enquêter officiellement à leur sujet, ainsi il n'est pas possible de discuter scientifiquement de leur réalité. La même sophistique est évidemment à l'œuvre en matière de PMA en ce qui concerne le tourisme procréatif. On ne connaît pas le nombre de femmes qui se rendent à l'étranger pour avoir accès à ces pratiques interdites en France. Ce n'est pas faute d'avoir alerté les pouvoirs publics sur le phénomène. Rien n'a été fait sérieusement. Nos voisins n'ont pas non plus intérêt à communiquer sur leurs chiffres, car la manne des patientes françaises ne doit pas se tarir ! Je connais un centre belge, un seul, qui réalise environ sept cents inséminations de sperme de donneur par an chez des femmes françaises. Mais les chiffres réels tous pays confondus sont inconnus. On ne peut donc pas prendre la mesure du problème. Notez qu'il se passe exactement la même chose pour la conservation des ovocytes.

Prenons l'exemple de Inge et Charlotte, un couple de femmes, ensemble depuis sept ans. Inge a essayé d'avoir un enfant pendant cinq ans. Pendant deux ans, elles se sont débrouillées seules avec les moyens du bord, à savoir un ami, d'accord pour donner son sperme, des tests d'ovulation de pharmacie pour repérer la période d'ovulation, et une insémination artisanale à la maison. Après plusieurs échecs, elles se sont rendues en Espagne et ont choisi une petite clinique sur Internet dont les tarifs leur paraissaient intéressants. Après cinq essais et près de 8 000 euros de frais engagés, toujours rien. Elles sont alors venues me consulter, après avoir entendu une interview où je déclarais ne pas être opposé à l'accession des couples de femmes à la PMA.

Je leur ai expliqué que je ne pouvais pas les prendre en charge, mais que j'étais d'accord pour leur donner un avis. Finalement, l'analyse du dossier révélait que la patiente qui essayait d'être enceinte, âgée de trente-neuf ans, avait des ovaires en très mauvais état. Je lui ai dit que j'estimais ses chances de grossesse à moins de 5 % par essai. Dans le cadre de ses inséminations à domicile, elle ne s'était pas posé la question de son âge et n'avait pas fait d'examen. En Espagne, elle n'a rencontré un médecin qu'une seule fois. Il lui a prescrit un bilan complet mais ne l'a pas alertée sur son insuffisance ovarienne et ne lui a donné aucune estimation de ses chances. Tous ses traitements ont été managés par Internet et téléphone avec une coordinatrice du centre espagnol parlant français. Le médecin a fait les inséminations, mais il n'y avait aucune consultation entre les échecs. Pire, le centre lui a proposé après ces cinq échecs une fécondation in vitro qui n'avait pas plus de chance de réussite et qui lui aurait coûté 5 000 euros environ. Devant mon estimation pessimiste de ses chances de grossesse, elles ont choisi de renoncer à ce projet et décidé que Charlotte, âgée de trente-six ans, essayerait à son tour. On voit bien que se tourner vers l'étranger expose les Françaises à des soins suboptimaux. Ce couple a perdu trois ans et des milliers d'euros, alors qu'une prise en charge en France lui aurait permis des choix plus adaptés à la réalité de sa situation.

Pour beaucoup d'intervenants médiatiques, il est un tour de passe-passe bien commode, celui qui consiste à faire croire que les femmes françaises seules ou homosexuelles n'ont pas d'enfants. Que les femmes françaises ne conservent pas leurs ovocytes. Des penseurs de tous bords nous expliquent qu'autoriser la PMA ouvrirait le robinet de pratiques hautement préjudiciables à nos intérêts et au futur de notre société. Il ne faut surtout pas modifier la loi, au risque de se retrouver avec des enfants sans père. Ou avec des stocks d'ovocytes. Pourquoi s'embêter à justifier cette position, quand il n'est pas possible de prouver que cela existe déjà ? Pourquoi ouvrir les yeux sur une réalité qui conduirait le législateur à se poser les bonnes questions ? Notre législation est-elle adaptée aux demandes de notre époque ? Notre législation n'est-elle pas inadaptée au regard des évolutions des autres pays de ce monde ? Si le phénomène ne concerne que quelques dizaines de femmes, alors le statu quo affecte bien peu de Français et modifier la loi n'a que peu d'importance. Mais si des milliers ou des dizaines de milliers de femmes traversent nos frontières pour se faire inséminer à l'étranger, n'y a-t-il pas là un véritable problème ?

Concernant l'interdiction de congeler les ovocytes pour convenance personnelle, je n'ai pas entendu un seul argument valable motivant cette interdiction. Normal, il n'y en a aucun. Mais vraiment aucun ! Ces femmes sont majeures et vaccinées, comme on dit. Elles font un choix libre qui ne porte atteinte à aucune règle morale. Elles ne bouleversent aucune composition familiale. Elles se mettent à l'abri d'une infertilité qui, prise en charge tardivement, générera des frais pour notre système de soin. Malgré l'avis favorable de l'Académie de médecine et du Syndicat national des gynécologues obstétriciens français sur l'autoconservation ovocytaire, le Comité consultatif national d'éthique s'est prononcé contre en juin 2017.

Quels sont ses arguments ? L'avis négatif a été motivé par le fait que cette congélation ne réglera pas les questions qui amènent les femmes à repousser l'âge de leur grossesse. Certes, mais ne pas autoriser cette congélation ne les règle pas davantage. On a avancé aussi que cela risquerait de favoriser les grossesses tardives si les ovocytes sont utilisés à un âge « avancé ». Certes, mais aujourd'hui ces femmes ont recours au don d'ovocyte à l'étranger, qui donne de très bons résultats à tout âge. Je rappelle le record en Inde : soixante-douze ans ! Au moins, ces femmes pourraient avoir une chance d'avoir un enfant avec leurs propres ovocytes. Et l'on pourrait aisément imposer un âge limite de réutilisation des ovocytes conservés. On a soutenu encore que le résultat de cette congélation ne garantirait pas l'obtention d'un enfant. Cela donnerait pourtant à ces femmes certainement plus de chances qu'avec leurs propres ovocytes au-delà de trente-huit ans, si elles ont congelé leurs ovules assez tôt. Qu'il y aurait un risque de pression socio-professionnelle. Certes, mais cette pression est aujourd'hui en faveur de l'ajournement des projets de grossesse, c'est pire. Que le prélèvement des ovocytes comporte des risques pour la santé. Ce n'est pas faux, mais ces risques sont infimes : les complications graves des prélèvements d'ovocytes sont inférieures à 1 %. Enfin, que le nombre de femmes concernées est en fait relativement faible au regard des moyens qu'il faudrait mettre en œuvre. Mais il n'y a pas tellement de moyens à mettre en œuvre puisqu'ils existent pour la fécondation in vitro et que ces mêmes moyens permettent la préservation ovocytaire. On voit que l'argumentation contre l'autorisation de la congélation des ovocytes n'est pas très sérieuse. D'ailleurs, de nombreux pays l'autorisent – c'est le cas de l'Angleterre, de la Belgique, de l'Italie, de l'Espagne, de l'Allemagne, de la Hollande, de la Bulgarie, de la Slovénie, de la Finlande, de la Norvège, de l'Ukraine, ou encore de la Russie... Ne serait-ce pas un signe ?

Dès lors, la première nécessité serait de ne pas nier ou minimiser ce phénomène, mais de le reconnaître pleinement pour pouvoir le prendre en compte de manière optimale. Si le nombre réel de personnes qui demandent l'accès à la PMA ou se rendent à l'étranger pour conserver leurs ovocytes était rendu public, nul doute que l'accès aux soins se ferait beaucoup plus facilement. Bien souvent, la simple ampleur d'un phénomène permet d'en comprendre l'importance.

La France n'est donc pas « préservée », elle est comme toutes les sociétés occidentales traversée par des flux, et pleine de ces femmes que la loi ne prend pas en compte. Je le répète, tous les jours, je dis bien tous les jours, des femmes homosexuelles ou seules se rendent à l'étranger pour faire des inséminations, des FIV ou pour préserver leur fertilité par le biais de la congélation ovocytaire. En somme, la loi française souffre d'une contradiction intenable. Interdire la PMA à ces femmes mais autoriser (heureusement) la liberté de circulation de tous les citoyens revient non pas en principe mais dans les faits à autoriser la PMA, en la rendant accessible seulement à ceux qui en ont les moyens.

Que les adversaires de la PMA l'entendent :
à moins d'opérer un contrôle drastique de la
liberté des Français, ce qu'aucune personne
raisonnable ne peut souhaiter, interdire la
PMA instaure une simple distinction de
classe entre les riches qui ont les moyens de se
rendre à l'étranger, et les pauvres qui en sont
matériellement privés ! Cette interdiction par-
ticipe donc d'une inégalité sociale, d'autant
plus injustifiable que les femmes confrontées
à ces situations sont issues de tous les milieux.

Alors laissez les femmes concernées prendre
leurs décisions qui ne concernent qu'elles
et n'enlèvent rien à personne, et foutez-leur
la paix !

LES MORALISATEURS GAULOIS

ou comment des Français
pensent être les seuls ou presque
en Europe à détenir la vérité sur le bien
et le mal en matière de procréation

« La liberté commence où l'ignorance
finit. »

Victor Hugo

Petit à petit, la France est devenue l'un des
pays les plus rétrogrades d'Europe en matière
de reproduction. Il n'y a quasiment eu aucune
modification de la loi de bioéthique de
1994 quant aux conditions d'accès aux techniques d'assistance médicale à la procréation.
Pendant que nos voisins s'adaptaient, soit en
modifiant leurs lois existantes, soit en créant
des lois bien plus permissives, la France s'est
encroûtée dans ses interdits dépassés. Cette
exception française en matière de PMA est

l'expression de deux traits assez caractéristiques de notre culture.

D'une part, un léger sentiment de supériorité. La France aime à se représenter comme le village gaulois, le dernier à résister encore et toujours à toute forme d'envahisseurs. Ce chauvinisme cocardier, qui nous fait bomber le torse devant les étrangers dès qu'ils tentent de nous expliquer une différence culturelle, nous est évidemment sympathique quand il nous permet de défendre notre culture, nos athlètes, notre histoire, nos mets et nos vins. Mais il ne peut pas constituer un absolu à l'aune duquel définir toutes nos politiques. Exister, c'est parfois s'opposer bien sûr, mais le plus souvent c'est aussi composer avec des évolutions qui, si elles ne correspondent pas forcément à ce que nous croyons individuellement devoir être, font indubitablement partie de la réalité de notre population aujourd'hui.

Cet exceptionnalisme français pourrait en matière de PMA se justifier si les résistances étaient massivement partagées par les autres pays. Mais dans la mesure où bon nombre de nos voisins, qui partagent peu ou prou notre vision de l'existence et adhèrent aux mêmes valeurs que nous, autorisent l'assistance médicale à la procréation pour les femmes seules ou en couple avec d'autres femmes, on peut se demander si nos barrières mentales sont véritablement justifiées. Il en est de même pour la conservation ovocytaire.

Prenons le contre-exemple de la gestation pour autrui. Elle est aujourd'hui massivement rejetée par la majorité de nos hommes et femmes politiques, par les experts médicaux, par le Comité national d'éthique. Elle est également rejetée par la plupart des pays européens. La position française semble en adéquation avec celle des pays voisins. Les arguments contre la GPA sont partagés. Force est de constater que la grande majorité des pays et des décideurs ne sont pas mûrs pour essayer de trouver une voie pour la GPA. Nous sommes donc tenus d'accepter cette réalité, et je le dis alors même que je suis pourtant un des rares médecins favorables à une forme éthique non mercantile de GPA. La France est dans une démarche commune pour l'appréciation éthique de cette pratique. Mais pour ce qui concerne l'accès à la PMA des femmes seules et des femmes homosexuelles comme pour la congélation ovocytaire, notre position est celle d'une minorité. Près d'une vingtaine de pays européens autorisent ces pratiques. La PMA est ouverte aux couples de femmes et aux femmes célibataires en Belgique, aux Pays-Bas, en Espagne, au Portugal, en Hollande, au Luxembourg, au Royaume-Uni, en Irlande, en Croatie, en Finlande, en Suède et au Danemark (pour les femmes homosexuelles mariées uniquement). Elle est autorisée pour les femmes célibataires uniquement en Pologne, en Hongrie, en Bulgarie, en Grèce, en Estonie et en Lettonie. Et on ne parle ici que des pays d'Europe. Les couples de femmes peuvent par exemple être traités aux États-Unis, au Canada, en Argentine (gratuitement), en Israël et en Afrique du Sud, pour ne citer que quelques pays.

Cela signifie que dans ces pays, des experts de tous ordres se sont penchés sur le pour et le contre de cette autorisation et ont considéré que les bénéfices dépassaient les risques. Ils n'ont pas jugé que les enfants ainsi conçus seraient en danger. Mais la France sait mieux que tout le monde. Nos députés ont refusé de modifier la loi de bioéthique. Il faut redire que notre Assemblée était jusqu'à très récemment très masculine et pas très jeune. Un gage d'insensibilité aux problèmes féminins et d'une forme de conservatisme. Pour ne rien dire du Sénat ! Par ailleurs, lors de la dernière révision de la loi en 2011, les lobbys anti-PMA se sont montrés très actifs. Les parlementaires étaient tellement effrayés par l'idée de toute modification libéralisant l'assistance médicale à la procréation qu'ils ont failli supprimer le principe même de la révision systématique de la loi. Une manière astucieuse de figer une loi très peu ouverte aux modifications de notre société. En effet, en l'absence d'obligation de révision systématique, toute modification aurait nécessité une mise à l'ordre du jour des débats parlementaires avec l'encombrement légendaire des sujets à débattre et les risques anticipés de remous pour l'exécutif qui n'aime pas trop ça. Cette révision fut néanmoins reconduite au dernier moment, mais l'intervalle entre deux révisions est passé de cinq à sept ans. C'est toujours deux ans de gagnés !

Cette loi sera théoriquement revue à nouveau en 2018. C'est à cette occasion que pourrait être ouvert l'accès à la PMA des femmes seules et des couples d'homosexuelles. Cette perspective effraie les conservateurs de tous bords, qui dès la publication des conclusions du Comité consultatif national d'éthique ont commencé à agiter le chiffon rouge. Les arguments des anti-PMA ont déjà été évoqués ; parmi eux figure également en bonne place le fait qu'autoriser la PMA reviendrait ipso facto à autoriser la GPA pour les couples homosexuels masculins – selon le prétendu principe d'une exigence d'équité entre homosexuels. Soyons sérieux, cet argument ne tient pas la route. Les deux sujets sont complètement distincts. Pour la PMA des femmes, il existe une possibilité physiologique de mener la grossesse. Une simple insémination d'un donneur connu ou anonyme permet à la femme de porter l'enfant qu'elle désire. De fait, depuis toujours, des femmes qui ne sont pas en couples hétérosexuels se débrouillent pour trouver le moyen d'obtenir une grossesse. L'accès à la PMA constitue donc une simple médicalisation du processus. Cet accompagnement médical permettra des pratiques meilleures, un encadrement sanitaire et, si le législateur le souhaite, un encadrement de ces pratiques qu'il conviendra de réglementer par la définition des conditions d'accès. Les hommes, eux, ont besoin pour avoir un enfant de l'intervention d'une femme tierce portant l'enfant, donc de recourir à la GPA. Cette énorme différence de pratique ne permet pas de considérer qu'interdire la GPA engendrerait une inégalité entre hommes et femmes. Le fait est que la femme et l'homme ne sont pas égaux en matière de reproduction, et leur différence mesure environ sept centimètres, c'est l'utérus ! Autant saisir la justice pour demander que les hommes puissent porter des enfants ou les allaiter pour respecter l'égalité homme femme !

Ce point est important, car laisser planer l'idée que dire oui à la PMA veut forcément dire oui à la GPA risque de compromettre toute évolution de la loi, tant la GPA fait figure d'épouvantail. L'appétit des médias pour le sujet offrira une tribune sans fin aux opposants de tous bords. Insistons sur le fait que les deux sujets ne sont pas mêlés. Ils sont fondamentalement différents et méritent des débats séparés car les questions qu'ils posent ne sont pas les mêmes. Il ne faut pas se laisser embarquer dans cet argumentaire que développent d'ailleurs maladroitement certaines associations de défense des droits homosexuels. Obtenir la légalisation de la GPA doit faire l'objet d'un autre combat, bien plus difficile à mener.

Dans le cadre des avis qui vont aider à la révision de la loi, le Comité consultatif national d'éthique a rendu un avis favorable pour les femmes seules et les homosexuelles. Cela dit, l'avis du CCNE n'est pas décisionnaire et ce n'est du reste pas la première fois qu'il donne un avis favorable à l'élargissement des conditions d'accès à la PMA. En 2001, on pouvait déjà lire dans l'un de ses avis que la majorité de ses membres jugeaient qu'« une femme isolée ou un couple de lesbiennes doivent avoir leur chance si toutefois l'équipe de médecins apprécie favorablement leur demande. La limitation à certains groupes de personnes de l'accès aux bénéfices de la PMA est discriminatoire et exprime un respect insuffisant pour d'autres formes de vie ». C'est le même CCNE, composé certes de membres différents, qui vient de rendre seize ans plus tard un même avis favorable à la PMA pour toutes. On voit que l'avis de ces experts n'est bien que consultatif…

Une chose est sûre, le débat fera rage comme chaque fois, d'autant que le président Emmanuel Macron ne s'est pas montré très décidé lors de l'interview télévisée donnée sur TF1 le 15 octobre 2017 suite à la publication de l'avis du CCNE. Il a répondu aux journalistes que « sur ces sujets de société, le politique ne doit pas imposer les choix en brutalisant les consciences », et a ajouté : « Je lancerai ce processus dans les prochains mois, dans le cadre du passage en revue des lois de bioéthique. » Mais il n'a pas précisé la forme de cette consultation. On sait maintenant que celle-ci a pris entre autres la forme de débats éthiques de citoyens organisés par le CCNE. Ces débats ont commencé en janvier 2018 et leurs conclusions doivent être rendues au printemps. Il a enfin conclu : « Je serai le garant de l'apaisement de cette concertation. » On est curieux de savoir comment, d'autant plus que certains ministres de son gouvernement, et non des moindres, n'apparaissent pas très favorables à cette évolution. C'est le cas de Bruno Lemaire, Gérald Darmanin, Gérard Colomb et même d'Édouard Philippe, qui s'est montré ambigu sur le sujet. Il a cependant confié dans « L'Émission politique » sur France 2, le 28 septembre 2017, que, bien qu'ayant signé en 2013 une tribune contre la PMA, il avait évolué sur la question en ayant rencontré des personnes concernées.

Il est quand même dommage qu'à chaque fois, le débat soit confié à des commissions, à des experts et finalement à des parlementaires décisionnaires pas forcément compétents ni au fait des tenants et des aboutissants de ces sujets complexes. L'avis des citoyens, et surtout leur libre choix, est confisqué. L'État prétend savoir mieux que les individus ce qui leur convient en matière de choix procréatif. C'est une illustration comme une autre de l'ère du biopouvoir théorisée par Michel Foucault, une ère où les corps sont pris en charge par le pouvoir.

Les débats citoyens mis en place par le CCNE donnent une fausse idée : celle que les citoyens sont consultés et participent aux décisions. On sait en outre que les assemblées organisées sont noyautées par les militants anti-PMA, qui sont incités à occuper massivement les salles de réunions publiques : autant dire que les conclusions de ces débats risquent d'être fortement biaisées.

Il arrive évidemment que des pays aient raison seuls contre tous, et que le refus de se plier à des normes ou à des états de fait soit parfaitement juste. Mais la France peut-elle véritablement prétendre en matière de procréation être dans cette situation ? L'encadrement de la parentalité française est-il beaucoup plus favorable à l'enfant et beaucoup plus éthique que celui de tous nos voisins ? Il semble évident que non.

Personne ne pense que le nombre fait la vérité, néanmoins quand autant de peuples différents ont rendu ces pratiques possibles, il faut envisager la possibilité que ce consensus d'un nombre non négligeable de pays voisins est un consensus raisonnable, et que si la France sautait le pas, elle ne basculerait pas du jour au lendemain dans un ordre monstrueux et injuste.

Enfin, l'autre trait national caractéristique de ce débat, c'est l'imprégnation de ce que les juristes nomment la tradition *légicentrée* du système normatif français. Ainsi, en France, la simple idée que la loi ne soit que la traduction politique d'un état de fait, qu'elle suive en quelque sorte la société, fait bondir les conservateurs, qui ne peuvent se débarrasser de leur vision absolutiste de la loi. Cette règle dont le statut se rapproche dans leur conscience de celui des tablettes rapportées par Moïse dans le désert. Il est vrai que le cinquième commandement impose : « Honore ton père et ta mère » !

Évidemment, les grands principes posés par nos textes fondateurs sont essentiels, mais dans ce domaine, un peu de modération ne nuit pas. Personne ne demande à la loi de s'adapter à tous les bouleversements et à toutes les évolutions : il suffit simplement, une fois que les grands principes sont préservés, de faire face à chaque situation, par un calcul rationnel des risques et des avantages d'une évolution normative. Ajoutons que le sujet est tellement personnel, tellement intime, qu'il n'est pas surprenant que des positions divergentes s'affrontent. Mais peut-on allégrement interdire à des individus un choix libre en matière de procréation s'ils ne mettent pas en péril les valeurs de notre société ?

Or en matière de PMA, l'existence légale de ce dispositif pour les couples hétérosexuels d'une part, ainsi que l'existence factuelle de familles monoparentales ou homoparentales d'autre part, devraient nous amener à considérer que l'ouverture du dispositif ne bouleverserait en rien les équilibres actuels de la société, qu'elle mettrait simplement fin à l'inégalité évoquée plus haut, en cessant de diviser inutilement la population par des polémiques concernant l'intimité des individus.

Alors laissez les femmes concernées prendre leurs décisions qui ne concernent qu'elles et n'enlèvent rien à personne, et foutez-leur la paix !

LES RÉGULATEURS ÉTHIQUES

ou comment une minorité d'individus
entendent interdire des pratiques
qui ne les affectent en rien

> « La liberté consiste à pouvoir faire tout
> ce qui ne nuit pas à autrui. »
>
> Déclaration des Droits de l'Homme
> et du Citoyen, article 4

Depuis quelques années, on voit émerger dans le débat public des pratiques et des comportements absolument aberrants, comme si des groupes minoritaires s'étaient passé le mot et avaient décidé de dégainer pour défendre chacune de leurs causes l'arme de destruction massive de l'interdiction.

Philippe Muray avait qualifié en son temps cette passion triste de la société d'« envie de pénal ». Au nom de convictions, bien souvent légitimes mais prises comme des dogmes absolus, des catégories de la population se sentent autorisées à réclamer à cor et à cri, en usant parfois d'une rhétorique intimidante et franchement insultante, l'interdiction pure et simple de comportements qu'ils jugent, dans leur seule conscience, inacceptables.

On retrouve cette « interdite aiguë » dans les discours et les pratiques de certains militants végétariens, par exemple. Je ne nie pas que les questions qu'ils peuvent soulever sont d'intérêt général et peuvent faire évoluer la perception de certaines personnes. Que certaines façons de traiter les animaux sont scandaleuses et doivent être interdites est une certitude. Néanmoins, la volonté farouche et parfois violente de ces défenseurs des animaux d'interdire toute consommation de viande, même élevée et abattue dans le respect de l'animal, est tout de même exagérée, pour ne pas dire exaspérante. Le fondateur de l'association de défense des animaux L164 a déclaré plusieurs fois qu'il était pour la suppression de toute forme d'élevage. Il ne faudrait plus manger de viande du tout. Rien que cela. J'entends pouvoir à la fois souhaiter que les animaux soient bien traités et me régaler d'une côte de bœuf. S'il le faut, j'irai l'acheter en Belgique ou en Espagne ! On assiste au déploiement des mêmes arguments dans la volonté de stopper toute expérimentation scientifique sur les animaux, quand bien même celle-ci se déroulerait dans le but de sauver des hommes et dans le respect de règles éthiques. Cela semble relever de l'idéologie la plus radicale et la plus dangereuse. Rappelons d'ailleurs que ces mouvements ont plusieurs fois rejeté toute action démocratique en faisant irruption dans des laboratoires de recherche et en détruisant des expérimentations en cours. La violence est souvent le mode d'action des extrémistes de tous bords.

Cela rappelle aussi les combats qu'ont eus à mener les médecins favorables à l'avortement. Aux États-Unis, les militants pro-life anti-IVG ont tué des médecins pratiquant des interruptions de grossesse. Ils ont accompagné de leur domicile à l'école des enfants de moins de quinze ans en les entourant de pancartes où était écrit : « Son papa tue des enfants. » En France, les mouvements anti-IVG ne sont pas allés jusqu'à ces extrémités, mais je me souviens que lorsque je travaillais à l'hôpital Antoine-Béclère à Clamart où il y avait un centre d'IVG, ils débarquaient à l'improviste dans les locaux, et s'enchaînaient à la table d'opération pour empêcher les procédures. Ils insultaient les médecins qui leur faisaient face, dont je faisais partie, et chantaient des cantiques ! Notons que ces mêmes opposants, ou en tout cas certains d'entre eux, ont écrit des dizaines de lettres à l'antisémitisme virulent au Pr Frydman et à la directrice du centre d'IVG qui n'était pas juive mais s'appelait Kaufmann. Je n'ai rien à redire contre ceux qui considèrent l'embryon comme une personne, mais qu'ils respectent ceux qui pensent différemment. Là encore, il faut rencontrer les femmes contraintes de se tourner vers l'IVG pour comprendre, comme le disait Simone Veil, qu'il y a toujours en elle une femme qui souffre de cette décision.

Ces exemples vont bien au-delà de la PMA, et pourtant ils illustrent parfaitement la nature du combat qui fait rage autour de cette question. Là aussi, un groupe d'individus qui ne constitue qu'un segment minoritaire de notre société, au nom d'une conception souvent fortement inspirée de convictions religieuses dans leur version traditionaliste, mais pas toujours, entend faire prévaloir SON modèle familial, le seul et unique qu'ils connaissent

et donc reconnaissent, au détriment de personnes dont les convictions et les situations
sont différentes. Rien ne les obligera à pratiquer une PMA s'ils se trouvent un jour en
situation de stérilité, et le fait de l'autoriser
pour les familles mono- ou homoparentales
ne leur enlèvera strictement aucun droit, ni
à eux-mêmes ni à leurs enfants, mais ils ne
peuvent s'empêcher de vouloir l'interdire, de
peser de tout leur poids dans le débat, quitte
à étouffer des positions différentes. Pour
certains, c'est la société qui est en péril. Elle
sera selon eux profondément bouleversée par
toute modification de la loi. Soyons sérieux :
on peut considérer que quelques milliers de
femmes seules ou homosexuelles, tout au
plus quelques dizaines de milliers, se tourne-
ront vers la PMA pour réaliser leur vœu. Il y
a en France 800 000 naissances par an. Est-il
vraiment imaginable que notre société soit en
danger ? De fait, les enfants de ces familles qui
existent déjà ont-ils bouleversé nos écoles et
notre société ?

Ce qui représente un danger aux yeux de
ces opposants, c'est l'idée d'accepter l'autre,
de tolérer une pensée différente, une atti-
tude différente. Pourtant, tous les sondages

montrent qu'une majorité de Français est favorable à cette modification de la loi. Le journal *La Croix* a publié un sondage réalisé par l'IFOP sur un échantillon représentatif de mille personnes, dont les résultats ont été présentés dans son édition du 3 janvier 2018 : environ 60 % des personnes interrogées se sont montrées favorables à l'accès à la PMA des femmes seules et des homosexuelles. La Mutuelle générale de l'Éducation nationale (MGEN) a réalisé fin 2017 un sondage dont les résultats vont dans le même sens, de même que *L'Obs* dans son numéro du 15 mars 2018. Va-t-on continuer longtemps à donner raison à des groupes minoritaires conservateurs ?

Leur volonté liberticide va plus loin. Certains estiment nécessaire de condamner les ressortissants français qui se rendent *légalement* dans d'autres pays où ces pratiques sont autorisées et parfaitement légales. Et l'on voit ici qu'il n'y a pas que les groupes catholiques ou de tradition chrétienne qui entendent réguler la vie des autres. Sylviane Agacinski, philosophe réputée, a décidé de faire de la lutte anti-GPA son combat. Émissions télé, articles de journaux et livre l'occupent pour s'opposer à la GPA. Elle n'est pas seule dans ce combat qu'elle mène alors que tous les décideurs de notre pays ne cessent de répéter qu'ils ne l'autoriseront pas. Non contente de s'opposer à la pratique de la GPA qui, rappelons-le, ne concerne que quelques centaines de personnes par an, elle s'oppose aussi à la régularisation des enfants ainsi conçus alors que la Cour européenne des Droits de l'Homme a condamné deux fois la France concernant le statut de ces enfants. Mais cela ne lui suffisait pas non plus, elle a demandé et médiatisé un rendez-vous avec Manuel Valls, Premier ministre à l'époque, pour exiger que les couples se rendant à l'étranger soient punis. Comme si le droit devait être intrinsèquement attaché aux personnes et non à un territoire. À ce compte, autant traîner devant un tribunal les Français fumant de l'herbe en Hollande, ramenant des cigarettes achetées moins cher au Val d'Andorre ou même fumant dans un café à Prague.

Leurs certitudes ne connaissent ni frontières ni limites d'aucune sorte, et l'idée de tolérer quelques milliers de naissances par an issues d'une GPA dans le lot des 800 000 naissances annuelles leur est tellement insupportable qu'ils sont prêts à tout sacrifier pour l'empêcher.

Devant de telles attitudes irrationnelles et un tel désir liberticide, on ne peut que frémir

en imaginant ce qui adviendrait si ces conceptions devaient un jour se retrouver au pouvoir.
Fort heureusement, la majorité silencieuse
du pays se tient à l'écart de tant de déraison,
et garde dans ses convictions en la matière,
quelles qu'elles soient, des réflexes salutaires
de modération et d'équilibre. Cependant
les parlementaires sont très influencés par la
médiatisation des groupes de pression, et les
anti crient toujours plus fort que les pro.

Alors laissez les femmes concernées prendre
leurs décisions qui ne concernent qu'elles
et n'enlèvent rien à personne, et foutez-leur
la paix !

Vers une procréation libre mais raisonnablement régulée

ou comment une société intelligente pourrait à la fois autoriser la PMA et faire en sorte que ces pratiques se déroulent dans les meilleures conditions

« Aucun jeu ne peut se jouer sans règle. »

Vaclav Havel

Pour finir, quelles dispositions devraient être prises en cas de modification de la loi pour autoriser l'accès à la PMA des femmes seules ou homosexuelles ? Comme je l'ai dit, autorisation ne doit pas rimer avec absence de régulation. Nous pourrions bien sûr tenir compte des expériences étrangères et nous inspirer des pays ayant une longue pratique dans ce domaine. Voici les différentes questions qui se poseraient.

En ce qui concerne l'accès à la PMA, tout d'abord, la question essentielle est de savoir s'il faut systématiquement accéder à toutes les demandes de femmes seules ou en couple homosexuel. En France aujourd'hui, lorsqu'un couple hétérosexuel doit avoir recours au sperme d'un donneur, il doit au préalable se soumettre à une consultation psychologique obligatoire. À mon sens, celle-ci doit être maintenue dans le cadre de la PMA pour toutes. À ce jour en France, les banques de sperme regroupées au sein des Centres d'études et de conservation des œufs et du sperme (CECOS) se trouvent toutes dans des centres publics d'assistance médicale à la procréation, à une exception près. La loi de bioéthique a imposé dès 1994 aux équipes de ces centres la participation de psychiatres ou psychologues : il existe donc de très nombreux psychologues ou psychiatres qui travaillent régulièrement et depuis longtemps sur les pro-blématiques de la reproduction assistée. Il est évident que ces centres ne pourront pas faire face au surplus de demandes qu'entraînera la modification de la loi. Il faudra donc aug-menter sensiblement l'offre de consultation psychologique, soit en renforçant les équipes

CECOS, soit en ouvrant ces consultations à des psychologues libéraux qui pourraient faire état de leur expertise en matière de procréation. On pourrait imaginer une sorte d'agrément à recevoir et valider les demandes de PMA des femmes seules ou homosexuelles. Il faudra bien sûr adapter les consultations aux problématiques de ces nouvelles patientes, et des critères d'acceptation devront être définis.

Les équipes étrangères qui ont imposé une sélection des candidates aux inséminations ont défini les éléments qui exposent les enfants à des troubles du développement, ce qui leur permet de ne pas prendre en charge les patientes à risques. L'équipe belge de l'AZVUB de Bruxelles, par exemple, a une longue expérience du sujet, or toutes les femmes seules qui veulent avoir recours à l'insémination avec donneur dans ce centre passent un entretien pluridisciplinaire. La psychologue Patricia Baetens a rapporté dans plusieurs études les résultats de leur longue pratique, qui permet aussi de mieux cerner les patientes. Les femmes qui se présentent ont beaucoup réfléchi au sujet. Elles ne souhaitent pas faire un enfant « dans le dos » d'un homme. Elles ne veulent pas avoir à partager l'autorité sur l'enfant avec un « homme de circonstance ». Elles sont rassurées par les tests médicaux faits sur les donneurs anonymes. Du fait de leur âge, elles estiment qu'un centre de fertilité sera à même de donner un résultat plus rapide[21].

En fonction de ses critères[22], l'équipe de Patricia Baetens en 1995 a refusé 56 % des demandes de femmes seules. Les motifs de refus étaient des problèmes psychologiques, ou psychiatriques parfois, chez des femmes peu autonomes et isolées socialement. Ont été écartées aussi des femmes prises dans une relation conflictuelle, où l'insémination avec donneur constituait un moyen de pression sur leur conjoint refusant le projet d'enfant. Des femmes marquées par des troubles relationnels avec leur famille. Des femmes en période de deuil récent à la suite du décès de leur partenaire.

Il faut noter que, dans le même temps, les couples de femmes homosexuelles ont été acceptées dans plus de 80 % des cas[23]. Les auteurs constatent moins de problèmes sociaux, de troubles relationnels avec la famille, de troubles psychologiques ou psychiatriques chez les femmes se présentant au sein de couples homosexuels[24].

Notons que tous les pays ne procèdent pas à une analyse aussi sérieuse de la femme demandeuse d'insémination pour éviter d'inclure des femmes avec lesquelles les risques de troubles du développement des enfants sont probables. Je repense à cette femme venue me consulter il y a quelques années. Elle se présente accompagnée d'un enfant de cinq ans. Elle a trente-deux ans et me consulte car elle ne parvient pas à faire un deuxième enfant et voudrait mon avis, même si elle sait pertinemment que je ne peux pas la prendre en charge. Ce premier enfant a été obtenu avec une insémination réalisée en Angleterre. Quand je lui demande pourquoi elle a choisi ce pays, elle me répond que la Belgique avait refusé sa demande car elle avait expliqué lors de l'entretien psychologique qu'elle n'avait jamais eu de relation sérieuse avec un homme. Les Belges avaient estimé que le jugement qu'elle portait sur les hommes risquait de poser problème dans ses relations avec le futur enfant.

Elle me confirme qu'elle n'a jamais eu d'histoire amoureuse avec un homme et qu'elle n'a pas l'intention d'en avoir. Son père a quitté sa mère très jeune, et pour caricaturer le long réquisitoire qu'elle me fait sur la gent masculine, tous les hommes sont a priori « des salauds ». Lorsque je m'étonne de la franchise avec laquelle elle a exprimé ses idées devant les psychologues belges, elle m'explique qu'elle pensait que l'entretien était une formalité et que toutes les femmes avaient droit à bénéficier d'une insémination. Les Anglais, eux, se sont montrés moins regardants : la deuxième insémination a marché et a donné naissance au fils qui l'accompagne.

À deux reprises pendant cette consultation, le petit garçon, qui a du mal à tenir en place et explore chaque recoin de mon bureau, se rapproche d'elle, lui soulève le tee-shirt sans rien lui demander et se met à téter son sein goulûment ! Lorsque je me montre surpris qu'elle allaite encore son enfant de près de cinq ans, elle m'explique que cela renforce le lien qu'elle a avec son fils et qu'ils y trouvent tous deux beaucoup de plaisir. Cette consultation va tourner court, car cette femme présente un certain nombre de critères que les psychologues jugent peu engageants pour accepter la réalisation d'insémination. Je me permets d'évoquer ces problèmes du lien fusionnel mère-fils et des difficultés que cela peut entraîner dans le développement psychoaffectif de l'enfant. Elle se lève alors brutalement, m'insulte et quitte le cabinet en claquant violemment la porte.

Cet exemple extrême montre que l'entretien préalable mis en place par les équipes belges est un vrai plus dans le cadre de la prise en charge des femmes célibataires désirant un enfant. Il serait souhaitable de s'en inspirer, d'autant que les Belges ont été parmi les premiers à ouvrir l'insémination par donneur à toutes les femmes, et que leur expérience semble donner de bons résultats.

En ce qui concerne les femmes seules, l'un des risques souvent pointés est en effet le rapport fusionnel que pourrait instaurer la femme avec son enfant. La psychanalyse, de Freud à Lacan en passant par Winnicott, a beaucoup théorisé sur les relations mère-enfant et sur la place du père. On a suffisamment reproché aux psychanalystes de culpabiliser les mères en scrutant avec attention les premières relations de la mère à son enfant afin de comprendre les manifestions pathologiques de l'enfant. Sigmund Freud, Anna Freud, Melanie Klein ont parlé des stades que traverse l'enfant pour construire son psychisme. Dans le passé, lorsque la plupart des couples étaient hété-rosexuels, il y avait toujours un père. Après la guerre, les psychanalystes comme Donald Winnicott et Jacques Lacan ont parlé du rôle de ce père. La fonction paternelle, la méta-phore paternelle, le Nom du Père se sont alors imposés comme des concepts nouveaux pour évoquer la place essentielle de la figure pater-nelle dans le triangle mère-père-enfant.

Le père joue le rôle de tiers séparateur ; l'enfant s'affronte à la loi du père pour sortir de la relation duelle mère-enfant. Mais l'ob-servation des femmes qui élèvent seules un enfant montre que cela ne se passe pas tou-jours mal, même en l'absence d'un père concrètement présent. Car comme le disent les psychanalystes, il y a « du père chez elles ». Un désir, une place pour le père. Celui-ci peut exister sous la forme d'une image symbo-lique, parce qu'elles-mêmes se sont construites avec un père. Ce père symbolique sera pré-sent dans la relation que la mère aura avec son enfant, empêchant cet enfant d'être seu-lement l'objet de la mère – situation qui peut conduire à des pathologies chez l'enfant. Repérer, parmi les femmes seules candidates à l'insémination avec donneur, celles chez qui ce père symbolique est absent paraît essentiel pour que tout se passe bien, et il semble que cela soit à la portée des psychiatres et psychologues.

Dans le cadre d'une modification de la loi sur la PMA et des régulations qu'il conviendrait de prévoir en conséquence, il faut également s'interroger sur les différents types de donneurs, en vue d'encadrer les pratiques. La question majeure qui se pose est celle de l'anonymat des donneurs lors du don de sperme – sujet récurrent dans les médias français, mais aussi au cours des révisions des lois de bioéthique. Le fait est que la France impose aujourd'hui un anonymat strict des donneurs.

Dans l'idée que les enfants puissent, s'ils le souhaitent une fois adultes, connaître leur père, ne faudrait-il pas, comme le font certains pays, rendre possible la mise en contact d'un enfant et de son donneur s'ils sont tous les deux d'accord ? C'est ce qu'ont fait la Suède, l'Angleterre, la Finlande, la Norvège, la Hollande, en levant l'anonymat du don. D'autres pays proposent les deux options, anonyme ou non, comme la Belgique, l'Islande et le Danemark.

De même, il serait souhaitable que les femmes puissent faire appel à un donneur connu si elles le veulent, mais à condition que la place de ce donneur soit définie et protégée par la loi. Toutes les femmes ne souhaitent pas recourir à un donneur anonyme. Cette option permet en effet à l'enfant d'avoir un père biologique identifié. Le choix d'un homme connu apparaît de plus rassurant par rapport au peu d'informations dont les femmes disposent concernant les donneurs anonymes.

Dans certains cas, l'homme peut avoir un rôle dans l'éducation de l'enfant : on parle alors de coparentalité. Dans d'autres cas, ces hommes sont d'accord pour servir de simples donneurs de sperme. Il apparaît dans tous les cas nécessaire de codifier et de réglementer ces différentes possibilités. Cela permettrait, par exemple, qu'un homme qui a donné ses gamètes ne puisse pas ensuite réclamer et obtenir la garde de l'enfant, si tel n'a pas été l'accord conclu avec lui avant l'insémination. Cette disposition est prévue dans la loi belge pour éviter tout conflit a posteriori. A contrario, il faut garantir le droit d'un homme impliqué dans un projet de coparentalité pour éviter qu'il soit exclu une fois l'enfant né.

Une troisième question qui se poserait en cas d'ouverture de la PMA à toutes, et qu'il faut prendre en compte, est celle de la pénurie des donneurs de sperme. Les CECOS ont déjà du mal à servir les demandes de couples hétérosexuels qui attendent souvent plus d'un an pour disposer de paillettes de sperme. Aujourd'hui, les couples hétérosexuels pressés se tournent déjà vers l'étranger, où les délais sont moins longs : il faut environ trois mois pour bénéficier d'un don de sperme en Belgique. Or on imagine que la demande sera bien plus forte si les femmes seules ou/et homosexuelles se rajoutent. Les campagnes de sensibilisation mises en place suffiront-elles à satisfaire la demande ? C'est peu probable. Notons que les Belges ont autorisé les centres d'assistance médicale à la procréation à avoir recours à des banques de sperme étrangères (danoises, par exemple) dans le cadre d'accords avec certains centres autorisés. Pourquoi la France ne s'inspirerait-elle pas de ce principe pragmatique et efficace ? On pourrait établir une charte des centres étrangers dont les pratiques, l'éthique et la sécurité sanitaire respecteraient certains critères prédéfinis.

Une autre question majeure qui se poserait est celle du remboursement par la Sécurité sociale des actes liés à la PMA. C'est un problème épineux. Les femmes homosexuelles et les femmes seules ne souffrent en effet pas d'une stérilité médicale, mais de ce que certains appellent une stérilité sociétale. Dès lors, le remboursement par la Sécurité sociale pose problème : il irait à l'encontre du principe même de la Sécurité sociale, qui est la prise en charge des problèmes de santé. Cette prise en charge créerait de plus un précédent : bien des opposants placent cet argument en première ligne de leur refus de l'ouverture de la PMA et de la congélation ovocytaire.

Le problème, si l'on décide que les actes liés à la PMA ne seront pas pris en charge par la Sécurité sociale, est que cela aboutirait à créer une sélection par l'argent des femmes qui pourraient bénéficier de ces techniques, dont le coût pour un individu n'est pas négligeable. Il faut compter environ 1 000 à 1 500 euros pour un cycle d'insémination qui donne 10 à 20 % de grossesses selon l'âge de la femme. Imaginer une société où seules les femmes fortunées ont accès à cette prise en charge est inacceptable. Les progrès de la PMA ont bouleversé notre société, acceptons qu'ils bouleversent notre Sécurité sociale ! On peut imaginer que le remboursement soit conditionné à des conditions de ressources. Une prise en charge, ou une aide forfaitaire, serait proposée aux femmes les plus pauvres. Iconoclaste, mais juste et intelligent ! Alors pourquoi pas ?

En ce qui concerne la congélation ovocytaire, la régulation paraît bien plus simple. Il faut certainement réguler l'âge minimum auquel une femme peut congeler ses ovocytes. Il n'y a pas lieu d'accepter qu'une femme de seize ans demande une congélation. Mais il faut aussi réguler l'âge limite auquel ces ovocytes pourraient être utilisés. Une limite à environ quarante-cinq ans paraît un choix raisonnable, sachant que les complications de la grossesse augmentent nettement après cet âge.

Enfin, se poserait la question du suivi de ces nouvelles formes de procréation. Si l'on veut vérifier que ces familles ne sont pas aussi dysfonctionnelles que certains le pensent, il faudrait pouvoir analyser le développement de ces enfants sur le long terme. En ce qui concerne les couples de femmes homosexuelles, on l'a vu, les études sont nombreuses : tout suivi serait à mon sens inutile. Pour les femmes seules en revanche, les données sont plus rares et cela vaudrait la peine. Cependant le suivi des enfants est un problème épineux. Il s'est posé dans les mêmes conditions pour les enfants conçus par FIV. Ce suivi soulève de nombreux problèmes méthodologiques quant aux tests à réaliser, à la définition d'un groupe de comparaison et surtout au risque de la stigmatisation des enfants ainsi conçus, qui rentreraient dans un programme de suivi contrairement à leurs camarades. Toutefois ce n'est sûrement pas insoluble. Pourquoi ne pas confier à une assemblée d'experts une réflexion sur ce sujet ? À eux de dire si ce suivi est indispensable, réalisable et surtout souhaitable.

Voilà, dans les grandes lignes, les différents points qui pourraient nécessiter des réglementations afin que l'ouverture de la PMA se déroule dans de bonnes conditions. Il faudrait que ces dispositions relèvent de décrets d'application et non du corps de la loi, pour rendre possibles sans trop de lourdeur d'éventuelles modifications que l'expérience pourrait suggérer.

CONCLUSION

« Tout groupe humain prend sa richesse
dans la communication, l'entraide et la
solidarité visant à un but commun : l'épa-
nouissement de chacun dans le respect des
différences. »

Françoise Dolto

Le lecteur l'aura compris : dans l'ensemble,
il n'existe pas d'argument scientifique établi
prouvant que les enfants élevés par des femmes
homosexuelles ou par des femmes seules présentent des risques accrus de troubles psychologiques ou de troubles sérieux du développement.

Les psychanalystes, psychiatres et pédo-
psychiatres opposés à l'élargissement de la loi
mettent en avant des arguments théoriques ou
ce qu'ils rapportent comme leur expérience personnelle. Expérience forcément biaisée, car ils ne

voient a priori dans leurs cabinets que les enfants qui vont mal, par définition. Toutes ces femmes n'amènent pas systématiquement leurs enfants chez le psy ! Du reste, tout le corps médical n'abonde pas dans le sens des détracteurs de la PMA : la psychanalyste Geneviève Delaisi de Parceval, par exemple, a souvent déclaré qu'elle ne voyait pas de différence fondamentale pour un enfant à être élevé par des parents du même sexe. Elle insiste, comme d'autres, sur le fait que le plus important pour le bien-être de l'enfant est que le couple parental soit solide et s'entende – ce qui est d'ailleurs la conclusion de la plupart des études scientifiques. Elle insiste aussi sur l'importance de raconter son histoire à l'enfant dès le plus jeune âge, « afin de ne pas l'embarquer dans une situation difficile[25] ».

Il ne s'agit pas de négliger les arguments que mettent en avant les psys défavorables à la PMA pour toutes, mais seulement de les remettre en perspective. Le psychanalyste Jean-Pierre Winter, par exemple, s'inquiète que ces enfants n'auront pas accès à la différence des sexes qui se joue dans le psychisme par la confrontation de l'homme et de la femme qui ont conçu l'enfant dans un couple hétérosexuel. Mais ces enfants ont accès à cette différence dans leur environnement familial, amical, culturel (avec la télévision, par exemple). C'est ce que le pédopsychiatre Serge Hefez a qualifié d'*environnement horizontal* par rapport à l'environnement vertical de la relation parents/enfant[26]. Surtout, encore une fois, aucune étude sur ces enfants ne montre un impact sur les différentes composantes de leur orientation sexuelle. Dans une tribune parue le 25 décembre 2012 dans *Le Monde*, intitulée « Homoparentalité : psys, taisons-nous ! », la psychanalyste Sylvie Faure-Pragier déclarait : « La liberté est un modèle qui laisse les parents responsables de leurs choix procréatifs. Le psychanalyste n'a pas à imposer un point de vue devant le désir de la société de s'adapter à la situation existante. »

On avance aussi souvent l'argument qu'il ne faut pas autoriser une PMA sociétale car l'insémination est un acte thérapeutique qui traite une stérilité médicale. Mais comme le note dans *Le Monde* du 18 janvier 2018 la sociologue Irène Théry : « L'insémination artificielle avec donneur est réalisée en milieu médical. Elle n'a cependant rien de thérapeutique. Elle ne soigne pas l'homme stérile, elle ne restaure pas sa fertilité, elle consiste uniquement à utiliser le sperme d'un autre homme. C'est un arrangement social qui permet de faire naître un enfant de la coopération de trois personnes – le donneur et le couple de parents qui a sollicité et reçu le don. » Certains ont d'ailleurs pointé le secret qui entoure cette pratique, comme la sociologue Dominique Mehl : « Le donneur ne pourra pas être démasqué puisque l'on choisit un donneur qui a le même groupe sanguin que le père. Et il ne pourra pas non plus être identifié puisque la loi interdit toute recherche en paternité. Personne ne doit savoir ce qui s'est passé[27] ». Irène Théry a qualifié ce modèle de « ni vu ni connu ». Un père, une mère, pas un de plus, pas un de moins. Il faut se rappeler que l'insémination avec donneur a vu le jour dans les années 1970, à une époque où le divorce était rare et où le seul modèle familial était le couple hétérosexuel. Le couple infertile devait alors apparaître comme les parents procréatifs de l'enfant.

Il est bien certain que l'accès des femmes homosexuelles et des femmes seules à l'insémination avec donneur bouleverse le modèle et bouscule le « ni vu ni connu », puisqu'il n'y a pas d'homme dans le jeu. Mais cela ne justifie pas une persistance de l'interdiction. Il faudra simplement repenser le modèle, comme le dit encore Irène Théry : « Au lieu de dissimuler à tout prix le fait que cet engendrement a eu lieu à trois, il faudra assumer le sens social de cette pratique : dire clairement que l'insémination n'est pas un traitement médical, mais une nouvelle manière d'engendrer des enfants, et repenser les places des trois personnes qui concourent à la naissance de cet enfant – les parents, qui sont bien sûr les seuls titulaires de la filiation, et le donneur, qui n'est pas un père, mais qui n'est pas non plus un simple fournisseur de matériau de reproduction[28]. »

Au centre des débats intervient l'idée selon laquelle le recours à un donneur effacerait la notion que l'enfant est issu, quelles que soient les circonstances, d'un homme et d'une femme. Ce qui serait néfaste, comme l'affirme par exemple le pédopsychiatre Pierre-Levy Soussan : « Quand vous ne pouvez pas penser vos origines, que vous vous dites que vous venez de quelque chose d'impossible, vous n'avez pas d'identité narcissique cohérente, cela peut devenir extrêmement problématique[29]. » En tout état de cause les homosexuelles et les femmes seules n'essaient pas de cacher à l'enfant le recours à un tiers donneur. Par définition elles ne peuvent pas, contrairement aux couples hétérosexuels, dissimuler ce fait à l'enfant, en tout cas sur le long terme. De plus, les enfants savent bien, ou sauront bien un jour, qu'il y a une troisième personne dans l'histoire, un donneur – connu ou inconnu. Les associations de parents homosexuels ne demandent du reste pas la suppression de la notion de père et de mère, mais le remplacement de la mention « né de » sur le livret de famille, par la mention « fils ou fille de ».

Comme l'a très bien dit le pédopsychiatre Serge Hefez, les opposants « confondent la famille, qui est une donnée sociale, avec l'engendrement, qui est une donnée biologique ». « Toutes les sociétés fabriquent des formes de famille qui s'éloignent du biologique. Deux personnes qui n'ont pas engendré un enfant peuvent être ses parents, qui l'aiment et l'élèvent. Cela ne pose pas de problème si les choses sont claires pour l'enfant[30]. »

On voit donc que les psychiatres, sociologues, anthropologues sont partagés et l'on peut trouver autant de professionnels et d'arguments en faveur de la modification de la loi que contre. Le Comité consultatif national d'éthique qui a procédé, depuis qu'il a été saisi en 2013, à de nombreuses auditions d'experts, a pesé le pour et le contre et a conclu en 2017, comme en 2001 (!), que rien ne s'opposait

à l'ouverture de la PMA aux femmes homosexuelles et aux femmes seules. Les membres de
ce comité éminent et pluridisciplinaire ont jugé
qu'il n'y avait plus lieu de s'opposer à la modification de la loi. Des enfants ainsi conçus auront
peut-être des difficultés psychologiques, mais
probablement ni plus ni moins que certains
enfants de familles classiques hétérosexuelles.

Il conviendrait à présent que cet avis soit
entendu. Le débat aujourd'hui se porte sur
des aspects moraux, et avancer l'éthique
comme principe de refus n'est plus acceptable. En matière de morale, il n'y a pas une
règle universelle s'appliquant à tous dans tous
les domaines. Que les opposants acceptent
donc de regarder les faits, qui ne montrent pas
de dysfonctionnement des enfants conçus et
élevés dans ces « familles modernes », comme
les appelle Susan Golombok, psychologue
anglaise qui travaille depuis vingt-cinq ans dans
ce domaine. Qu'ils entendent que, comme
beaucoup d'autres pays avant elle, il est temps
que la France se mette au diapason de l'évolution de sa société, de ses couples, de ses familles
et accepte les nouveaux modes de procréation. Car le développement harmonieux de ces
enfants dépend aussi de la façon dont ils seront

accueillis dans la société dans laquelle ils vivent. Que ces opposants cessent de vouloir réguler la vie de femmes qui ne réclament pas un droit à l'enfant mais qui ont simplement le désir d'avoir un enfant, pour les mêmes raisons que toutes les femmes évoluant au sein de couples hétérosexuels. D'autant que ces femmes ne viennent pas interférer avec les familles qui pensent différemment d'elles. Qu'elles ne vont pas modifier leur mode de vie. Qu'au regard du nombre d'enfants que représentent ces demandes par rapport aux 800 000 naissances annuelles françaises, l'impact sur notre société sera marginal ou nul. Il s'agit d'abord, en leur accordant cette autorisation, de faire place à l'une des valeurs fondamentales d'une société démocratique digne de ce nom : la tolérance.

Il est temps que chacun s'occupe de cultiver son propre jardin. Il est temps qu'on arrête de contraindre ces femmes à courir l'Europe pour bénéficier de ce qu'on leur refuse dans leur pays d'origine, au prix d'un stress démultiplié et d'une sélection par l'argent inacceptable. Il est temps qu'on entende les voix de ces femmes, que je rencontre de plus en plus souvent et dont j'ai souhaité dans ce livre me faire le porte-parole, en criant haut et fort : foutez-leur la paix !

Notes

1. Cité par Anne Chemin, « Deux mères et un couffin », *Le Monde*, 3 janvier 2013.

2. Catéchisme de l'Église catholique, 2377.

3. Anne Chemin, « Deux mères et un couffin », art. cit.

4. R. Green, J.B. Mandel, M.E. Hotvedt, J. Gray, L. Smith, « Lesbian mothers and their children : a comparison with solo parent heterosexual mothers and their children », *Arch. Sex. Behav.*, 1986, 15(2), p. 167-184.

M. Kirkpatrick, C. Smith, R. Roy, « Lesbian mothers and their children : a comparative survey », *Am. J. Orthopsychiatry*, 1981, 51(3), p. 545-551.

S. Golombok, A. Spencer, M. Rutter, « Children in lesbian and single-parent households : psychosexual and psychiatric appraisal », *J. Child. Psychol. Psychiatry*, 1983, 24(4), p. 551-572.

B. Hoeffer, « Children's acquisition of sex-role behavior in lesbian-mother families », *Am. J. Orthopsychiatry*, 1981, 51(3), p. 536-544.

F. Tasker, S. Golombok, « Adults raised as children in lesbian families », *Am. J. Orthopsychiatry*, 1995, 65(2), p. 203-215.

S.L. Huggins, « A comparative study of self-esteem of adolescent children of divorced lesbian mothers and divorced heterosexual mothers », *J. Homosex.*, 1989, 18(1-2), p. 123-135.

J. Gottmann, « Children of gay and lesbian parents », *in* F.W. Bozett and M.B. Sussman (eds), *Homosexuality and Family Relations*, 1990, p. 177-196.

5. R.W. Chan, B. Raboy, C.J. Patterson, « Psychosocial adjustment among children conceived via donor insemination by lesbian and heterosexual mothers », *Child Dev.*, 1998, 69(2), p. 443-57.

D. Flaks, I. Fischer, F. Masterpasqua, G. Joseph, « Lesbians choosing motherhood : a comparative study of lesbian and heterosexual parents and their children », *British Journal of Developmental Psychology*, 1995, 31, p. 105-114.

A. Brewaeys, I. Ponjaert, E.V. Van Hall, S. Golombok, « Donor insemination : child development and family functioning in lesbian mother families », *Hum. Reprod.*, 1997, 12(6), p. 1349-1359.

S. Golombok, F. Tasker, C. Murray, « Children raised in fatherless families from infancy : family relationships and the socioemotional development of children of lesbian and single heterosexual mothers », *J. Child. Psychol. Psychiatry*, 1997, 38(7), p. 783-791.

F. Maccallum, S. Golombok, « Children raised in fatherless families from infancy : a follow-up of children of lesbian and single heterosexual mothers at early adolescence », *J. Child. Psychol. Psychiatry*, 2004, 45(8), p. 1407-1419.

S. Golombok, S. Badger, « Children raised in mother-headed families from infancy : a follow-up of children of lesbian and single heterosexual mothers at early adulthood », *Hum. Reprod.*, 2010, 25(1), p. 150-157.

6. N. Gatrell, H. Peyser, H.M.W. Bos, « Planned lesbian families. A review of the USA national longitudinal lesbian family study », *in* D.M. Brodzinsky and A. Pertman (eds), *Adoption by Lesbian and Gay Men : a New Dimension in Family Diversity*, Oxford University Press, 2012.

7. H.M. Bos, F. Van Balen, D.C. Van Den Boom, « Experience of parenthood, couple relationship, social support, and child-rearing goals in planned lesbian mother families », *J. Child. Psychol. Psychiatry*, 2004, 45(4), p. 755-764.

H.M. Bos, F. Van Balen, D.C. Van den Boom, « Child adjustment and parenting in planned lesbian-parent families », *Am. J. Orthopsychiatry*, 2007, 77(1), p. 38-48.

8. S. Golombok, B. Perry, A. Burston, C. Murray, J. Mooney-Somers, M. Stevens, J. Golding, « Children with lesbian parents : a community study », *Dev. Psychol.*, 2003, 39(1), p. 20-33.

J.L. Wainright, S.T. Russell, C.J. Patterson, « Psychosocial adjustment, school outcomes, and romantic relationships of adolescents with same-sex parents », *Child. Dev.*, 2004, 75(6), p. 1886-1898.

M.J. Rosenfeld, « Nontraditional families and childhood progress through tchoule », *Demography*, 2010, 47(3), p. 755-75.

9. D.W. Allen, « High school graduation rates among children of same-sex households », *Review of Economics of the Households*, 2013, 11(4), p. 635-658.

10. M. Allen, N. Burrell, « Comparing the impact of homosexual and heterosexual parents on children : meta-analysis of existing research », *J. Homosex.*, 1996, 32(2), p. 19-35.

A. Crowl, S. Ahn S., J. Baker, « A meta-analysis os developmental outcomes for children of same-sex and heterosexual parents », *Journal of GLBT Family Studies*, 2008, 4(3), p. 385-407.

A.L. Fedewa, W.W. Black, S. Ahn, *Journal of GLBT Family Studies*, 2014, 11(1), p. 1-34.

11. V. Jadva, T. Freeman, W. Kramer, S. Golombok, « The experiences of adolescents and adults conceived by sperm donation : comparisons by age of disclosure and family type », *Hum. Reprod.*, 2009, 24(8), p. 1909-1919.

C. Murray, S. Golombok, « Going it alone : solo mothers and their infants conceived by donor insemination », *Am. J. Orthopsychiatry*, 2005, 75(2), p. 242-53.

12. S. Graham, « Choosing single motherhood ? Single mother negotiating the nuclear family ideal », *in* D. Cutlas and S. Chan (eds), *Families : Beyond the Nuclear Ideal*, London, Bloomsbury, 2012.

S. Graham, A. Braverman, « ART's and the single parent », *in* M. Richards, G. Pennings and J.B. Appleby (eds), *Reproductive Donation : Practice, Policy and Bioethics*, Cambridge University Press, 2012.

T. Freeman, V. Jadva, W. Kramer, S. Golombok, « Gamete donation : parents' experiences of searching for their child's donor siblings and donner », *Hum. Reprod.*, 2009, 24(3), p. 505-516.

13. M. Stevens, S. Golombok, J. Golding and the ALSPAC Study Team, « Does father absence influence children's gender development ? Finding from a general population study of pre-school children », *Parenting Science and Practice*, 2002, 2(1), p. 47-60.

14. K. Hansen, J. Johnson, H. Joshi, L. Calderwood, E. Jones, J. MacDonald, L. Platt, R.M. Rosenberg, P. Shepherd and the Millenium Cohort Team, *Millenium Cohort Study First, Second and Third Survey : a Guide to the Datasets*, London, Institute of Education, 2008.

15. C. Murray, S. Golombok, « Going it alone : solo mothers and their infants conceiveid by donor insemination », *The American Journal of Orthopsychiatry*, 2005, 75(2), p. 242-253.

16. C. Murray, S. Golombok, « Solo mothers and their donor insemination infants : follow-up at age two lyres », *Hum. Reprod.*, 2005, 20(6), p. 1655-1660.

17. E. Nixon, S. Greene, D.M. Hogan, « Negotiating relationships in single-mother houshold s: perspectives of children and mothers », *Family Relations*, 2012, 61(1), p. 142-156.

18. J.E. Scheib, M. Riordan, S. Rubin, « Adolescents with open-identity sperm donors : reports from 12-17 years olds », *Hum. Reprod.*, 2005, 20(1), p. 239-252.

19. D.R. Beeson, P.K. Jennings, W. Kramer, « Offspring searching for their sperm donors : how family type shapes the process », *Hum. Reprod*, 2011, 26(9), p. 2415-2424.

V. Jadva, T. Freeman, W. Kramer, S. Golombok, « Experiences of offspring searching for and contacting their donor siblings and donor », *Reprod. Biomed. Online*, 2010, 20(4), p. 523-532.

P.P. Mahlstedt, K. LaBounty, W.T. Kennedy, « The views of adult offspring of sperm donation : essential feedback for the development of ethical guidelines within the practice of assisted reproductive technology in the United States », *Fertil. Steril.*, 2010, 1, 93(7), p. 2236-2246.

20. A. Delvigne, « Un bébé toute seule », *in* C. Rommelaere et L. Ravez, *La Maternité autrement*, Presses universitaires de Namur, 2013.

21. P. Baetens, I. Ponjaert-Kristoffersen, A.C. Van Steirteghem, P. Devroey, « PMA et nouvelles formes de famille », *Thérapie familiale*, 1996, vol. 17, 1, p. 51-60.

22. Critères d'exclusion des femmes seules demandant une insémination avec donneur au sein de l'AZVUB de Bruxelles :
— Âge inférieur à 28 ans
— Âge supérieur à 42 ans
— Absence de profession, de revenus ou instabilité professionnelle
— Résidence chez les parents (manque d'autonomie)
— Relation en couple avec un partenaire non désireux d'avoir un enfant
— Plus d'un enfant déjà conçu (problème de disponibilité de donneur)
— Séparation récente ou deuil récent
— Manque de support familial ou social
— Souhait de maintenir un secret sur les origines de l'enfant
— Troubles psychiatriques
— Retard mental
— Maladie grave, dégénérative ou risque élevé de décès

23. A. Delvigne, « Un bébé toute seule », *in* C. Rommelaere et L. Ravez, *La Maternité autrement*, *op. cit.*

24. P. Baetens, I. Ponjaert-Kristoffersen, P. Devroey, A.C. Van Steirteghem, « Artificial insemination by donor : an alternative for single moment », *Hum. Reprod.*, 1995, 10(6), p. 1537-1542.

25. *Parents*, 6 juillet 2017.

26. *Ouest-France*, 15 février 2016

27. Cité par Anne Chemin, « Deux mères et un couffin », *Le Monde*, 3 janvier 2013.

28. Cité par Anne Chemin, « Deux mères et un couffin », art. cit.

29. *Le Monde*, 25 septembre 2012.

30. *Ibid.*

Table des matières

CET OUVRAGE A ÉTÉ COMPOSÉ PAR PCA
POUR LE COMPTE DES ÉDITIONS J.-C. LATTÈS
17, RUE JACOB, 75006 PARIS
ET ACHEVÉ D'IMPRIMER EN FRANCE
PAR CPI BUSSIÈRE
EN AVRIL 2018

N° d'édition : 01 – N° d'impression : 2036419
Dépôt légal : mai 2018
Imprimé en France